HaJo Fritschi

MISSION GLOBUKALYPSE

Warum Homöopathie aus der Medizin
verschwinden soll

Fragen, Antworten und ein Lösungsvorschlag

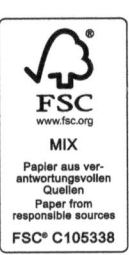

Bibliografische Information der Deutschen Nationalbibliothek:
Die Deutsche Nationalbibliothek verzeichnet diese Publikation in der Deutschen Nationalbibliografie. Detaillierte bibliografische Daten sind im Internet unter http://dnb.d-nb.de abrufbar.

Hinweis:
Damit das Lesen möglichst flüssig bleibt, wird in diesem Buch zumeist die männliche Form gebraucht. Selbstverständlich schließt dies alle Geschlechter ein.

Impressum:

© 2019 HaJo Fritschi

Herstellung und Verlag: BoD- Books on Demand, Norderstedt

Coverfoto: ©Aaron Amat fotolia.com

ISBN 978-3-7386-4031-1

INHALT

Vorwort	7
Einleitung	11
Allgemeine Fragen	16
1. Was ist Homöopathie und weshalb wird sie kritisiert?	17
2. Wer sind die organisierten Homöopathiekritiker?	23
3. Wer sind die Skeptiker?	31
4. Welches Weltbild haben die Homöopathiekritiker?	37
5. Welches Menschenbild haben die Homöopathiekritiker?	42
6. Ich welcher Welt leben die Homöopathen eigentlich?	49
7. Wer sind hier die Guten, wer die Bösen?	55
Spezielle Fragen	60
8. Wie ist die Faktenlage zur Homöopathie?	61
9. Was sagen Studien über die Homöopathie aus?	67
10. Hat Homöopathie keine Evidenz?	78
11. Braucht es homöopathische Studien überhaupt?	86
12. Ist Homöopathie keine Medizin?	91
13. Ist Schulmedizin wirksam und Homöopathie unwirksam?	98
14. Wirken Globuli nur über den Placeboeffekt?	105
15. Ist Homöopathie keine Naturheilkunde?	114
16. Warum sollen Schulmedizin und Homöopathie nicht zusammenarbeiten?	119
17. Ist Homöopathie gefährlich?	126
18. Wird die Medizin ohne Homöopathie besser?	133
19. Ist die Homöopathie eine esoterische Irrlehre?	142
20. Ist die Homöopathie eine Verschwörungstheorie?	152
21. Ist Homöopathie eine Gefahr für die Demokratie?	160
22. Sollen Medien nicht mehr ausgewogen über Homöopathie berichten dürfen?	168
23. Womit haben die Kritiker recht?	179

24. Kann die Homöopathie überhaupt eine Zukunft haben? 188
25. Mut zum ganz Anderen: 7 Gründe, sich für die Homöopathie einzusetzen 199
26. Ein Vorschlag zur Güte 223
Ausblick 230
Quellen 231

Es gibt naive Fragen, langweilige Fragen, schlecht formulierte Fragen, Fragen, die nach unzureichender Selbstkritik gestellt werden. Aber jede Frage ist ein Aufschrei, die Welt verstehen zu wollen. Es gibt keine dummen Fragen.

Carl Sagan[1]

Vorwort

Als der Hals-Nasen-Ohren-Arzt dem Kind mit einer Pinzette Zuckerkügelchen homöopathischer Natur (gemeinhin als Globuli bekannt) aus dem Ohr zog, war für ihn das Maß voll. Tagelang hatten die Eltern dem furchtbar leidenden Kind für seine Ohrenschmerzen die kleinen Perlen ins Ohr gestopft, so wie es die Heilpraktikerin empfohlen hatte. Diese hatte wohl kaum gesagt, dass die Globuli jeweils ins Ohr zu schieben seien, aber da hat wohl die Kommunikation nicht ganz funktioniert. Der Arzt jedenfalls verschrieb Antibiotika und das Kleine war tags drauf wieder gesund und fidel.[2] „Jetzt reicht's", sagte sich Dr. Christian Lübbers aus Weilheim in Oberbayern. Als überzeugter Homöopathiekritiker wollte er nun einen aktiven Beitrag zur Ausrottung dieses altertümlichen Unsinns leisten, der kranke Kinder leiden lässt und mitunter in Lebensgefahr bringt. Als Mitglied des globulikritischen „Informationsnetzwerks Homöopathie" wurde er auf Twitter aktiv und erstellte einen Hashtag: #Globukalypse. Dort veröffentlichte er seine unglaubliche Geschichte. Und diese schlug ein wie eine Bombe. Große Magazine und überregionale Zeitungen meldeten sich, interviewten ihn und verbreiteten die Meldung in Windeseile.[3] Seither ist der Mann in der Szene der Homöopathiekritiker bekannt wie ein bunter Hund, und #Globukalypse wurde zum Synonym für den aktiven Kampf gegen eine angeblich wirkungslose und gefährliche Form der Alternativmedizin. Das war 2017. Inzwischen ist der Twitter-Auftritt von Christian Lübbers zu den bekanntesten Accounts mit Bezug zur Hals-Nasen-Ohren-Heilkunde geworden – und das weltweit.[4]

Nur zwei Jahre nach ihrem Start kann die Mission „Globukalypse" deutliche Fortschritte verzeichnen. Ihrem Ziel, die Homöopathie aus der Medizin zu eliminieren, sind die Kritiker ein gutes Stück näher gekommen. Universitäten und Politik haben dazu die ersten Weichen gestellt - auch wenn das dem erklärten Willen der Bevölkerung widerspricht. Immerhin sehen in aktuellen Zahlen rund 70 Prozent der befragten Deutschen eine Einschränkung der Homöopathie als Bevormundung und wollen selbst darüber entscheiden, ob sie mit Globuli behandelt werden oder nicht. Daran stören sich die Vertreter der „Globukalypse" nicht. Sie haben einen langen Atem und wissen, dass es viel Zeit und Energie kostet, ihrer Mission zum ersehnten Erfolg zu verhelfen.

Es fragt sich natürlich, warum man gerade gegen die Homöopathie derart scharf schießt. Gibt es in der Medizin nicht größere Probleme zu lösen als das Behandeln mit Zuckerkügelchen – selbst wenn sie nur wie ein Placebo wirken sollten? Scheinbar nicht. Die Homöopathie verhindert, dass die Medizin sich weiterentwickeln und besser werden kann, so der Grundtenor der Kritiker. Deshalb muss sie aus der Medizin entfernt werden. Die Patienten würden nur davon profitieren.

Diese Thesen klingen etwas seltsam. Gewiss, es ist allgemein bekannt, dass in den Globuli nur stark verdünnte Stoffe enthalten sind – manchmal sogar gar keine mehr – aber scheinbar tun sie trotzdem gute Dienste, und die Homöopathie ist inzwischen zu einer der weltweit wichtigsten alternativen Heilmethoden geworden. Jedenfalls gibt es rund um den Erdball viele Ärzte und Patienten, die auf Globuli schwören, von Indien bis Südamerika, von Afrika bis in den hohen Norden. Ist sie vielleicht jemandem ein Dorn im Auge?

Es stellen sich also vielschichtige Fragen, wenn es um die Beurteilung der Homöopathie und die Beweggründe ihrer Gegner geht. Diesen nachzugehen ist ein spannendes Unterfangen. Man stößt auf einen erbitterten Kampf zwischen Befürwortern und Gegnern, der tiefe ideologische Gräber erkennen lässt. Die zentrale Grundfrage, um die es in diesem Buch geht, ist die, warum die Homöopathie mittels der „Globukalypse" in ihren Untergang getrieben werden soll. Dabei stößt man auf viele weitere Fragen, die einen nachdenklich machen können. Jeder einzelnen dieser Fragen wird in einem eigenen Kapitel nachgegangen. Dabei soll nicht verschwiegen werden, dass der Autor selbst eine Meinung zu diesem Thema hat: Er ist der Homöopathie gegenüber vorsichtig wohlwollend eingestellt, ohne sich dem Lager der „Globulisten" zugehörig zu fühlen.

Ich bin von Beruf Heilpraktiker, was mich in den Augen der Homöopathiegegner allein schon vollkommen unseriös und unglaubwürdig macht. Aber ich schreibe hier nicht für die Kritiker (die an dem Buch wohl eh kein gutes Haar lassen werden, wie ich anhand der Reaktionen auf frühere Veröffentlichungen zum Thema stark annehme), sondern für jene, die sich die Frage stellen, was an der vielstimmigen medialen Kritik an der Homöopathie wirklich dran ist. Hierzu greife ich die Argumente auf und gehe der Frage nach, was daran schlüssig und zutreffend ist, was aber auch irreführend und falsch. Das Buch soll helfen, sich selbst ein Urteil über das Für und Wider der Homöopathie bilden zu können, und es soll die Augen öffnen, nicht blind schnellen, plakativen und vereinfachenden Antworten zu folgen. Gleichzeitig soll es Wege skizzieren, wie ein kritischer Umgang mit dieser Heilmethode aussehen kann, ohne sich in ideologischen Verstrickungen zu verfangen. Dazu biete ich als Lösungsvorschlag für den verfahren erscheinenden Konflikt eine Art Kompromiss an, der den unversöhnlichen Streit entschärfen könnte.

Juni 2019, HaJo Fritschi

Einleitung

Die Globukalypse ist nicht aufzuhalten und die Globulisten müssen sich wirklich warm anziehen! So kann es weiter gehen! Tally Ho!

Michael Scholz, Blogger, Homöopathiekritiker[5]

Globuli gehören heute zur Grundausstattung von Handtaschen besorgter, ökobewusster und medizinkritischer Mütter (manchmal auch Väter). Überall, wo man mit den Kleinen unterwegs ist und dem Nachwuchs gesundheitliche Gefahren drohen, kann man diesen mit nebenwirkungsfreien, süßen Perlen begegnen. Was wogegen hilft, das hat frau bzw. man sich aus schmalbändigen Homöopathieratgebern angelesen: Arnica, wenn Sina von der Schaukel gefallen ist, Aconitum, wenn Ben glasige Augen bekommt, nachdem er im kalten Wind gestanden hat und Apis, wenn Jule wieder einmal jammernd auf den Mückenstich am Arm zeigt. Globuli gibt es für alle Lebens- und Krankheitslagen. Sie sind fast schon Lifestyle-Produkte geworden.

Globuli sind in – oder waren es zumindest bis vor Kurzem. Denn der Wind hat sich inzwischen gedreht und beginnt, der Homöopathie in Sturmstärke ins Gesicht zu blasen. Man hat der „Globulisierung der Gesellschaft" den Kampf angesagt. Nicht etwa, weil man den Kindern die Zuckerkügelchen verwehren will, sondern weil sie geschützt werden sollen vor einer wirkungslosen Therapie. Da in den Globuli nichts drin ist was wirken kann, wirken sie natürlich auch nicht. Und wenn doch, dann nur über den Placeboeffekt. Das sollte eigentlich jeder vernünftige Mensch verstehen und gedanklich nachvollziehen können. Wer seinen Kindern trotzdem Globuli gibt, verwehrt ihnen wirklich wirksame Medizin – und das ist verantwortungslos. So in etwa ist der Grundtenor einer intellektuellen Elite aus Wissenschaftlern, Ärzten, Journalisten und gebildeten Prominenten, die es sich auf die Fahnen geschrieben haben, den anachronistischen Wildwuchs namens Homöopathie ein für alle Mal auf dem Friedhof der Medizingeschichte zu verscharren.

So kann der Meteorologe Jörg Kachelmann, der im Fahrwasser dieser Bewegung mitschwimmt, auf Twitter die Homöopathie ziemlich boshaft so definieren: *„Geldgierige und skrupellose Leute bereichern sich über ein staatlich anerkanntes Betrugsschema an abergläubischen Kranken."* [6] Seriöser im Ton, aber in der Sache nicht wesentlich anders, sieht es Eckart von Hirschhausen (als Arzt im Gegensatz zu Kachelmann vom Fach, wenn auch nicht vom homöopathischen). Was Globuli könnten, lasse sich auch mit „Heile, heile Gänschen" und Drüberpusten erreichen, das hätten Tausende von Studien zweifelsfrei belegt.[7] Homöopathie könne man also ruhig ins Medizinmuseum stellen, es würde den Kranken nichts fehlen. Aber nicht nur die scheinbar gedankenlosen Eltern sind zur Zielscheibe heftiger Kritik geworden, auch die Kinderärztinnen und Kinderärzte, die mit Globuli hantieren, werden inzwischen scharf angegangen. So schreibt ihnen ihr monatliches Fachblatt unmissverständlich ins Stammbuch:

„Jedwede homöopathische ‚Behandlung' stellt ... keine ‚sanfte Alternative', sondern eine unterlassene Hilfeleistung dar und sollte von Ärzten als solche auch benannt werden."[8] Starker Tobak – aber es geht noch stärker (dazu später mehr).

Homöopathie gibt es seit rund 200 Jahren. Mittlerweile ist sie auf der ganzen Welt verbreitet und gehört zu den beliebtesten alternativen oder ergänzenden Therapieverfahren. Rund 150 000 Ärzte sollen sie weltweit anwenden, hinzu kommen noch unzählige Laienbehandler.[9] Ihre Beliebtheit in der Bevölkerung wächst. 2018 fanden es 64 Prozent der Deutschen für wichtig, dass ihr Hausarzt auch Präparate aus Naturheilkunde und Homöopathie einsetzen kann. 75 Prozent der Befragten sprachen sich für ein Miteinander von Schulmedizin und Homöopathie bzw. Alternativmedizin aus. Über zwei Drittel sehen in der medial verbreiteten Homöopathiekritik eine Bevormundung und wollten selbst entscheiden, wie sie zu wissenschaftlich nicht anerkannten Therapieverfahren stehen.[10]

All das kann aber nicht über die Tatsache hinwegtäuschen, dass die Homöopathie ein gravierendes Problem hat: Es ist schwer (in den Augen mancher gar unmöglich), ihre Wirksamkeit wissenschaftlich nachzuweisen. Zudem scheint es nach naturwissenschaftlicher Sichtweise auch absolut unplausibel, dass es eine solche Wirksamkeit überhaupt gibt. Die verwendeten Mittel sind derart stark verdünnt, dass manchmal nicht einmal mehr ein Molekül der Ausgangssubstanz zu finden ist. Chemisch gesehen bestehen sie aus reinem Zucker oder verdünntem Alkohol. Allein das reicht aus, um den Schluss zu ziehen: Das kann nicht funktionieren. Die Homöopathen kontern mit dem Selbstbewusstsein ihrer praktischen Erfahrung: Tut es aber doch! Dann bringt uns den wissenschaftlichen Beweis, reagiert die Gegenseite. Antwort: Zigtausend Heilungen sind Beweis genug! Reaktion: Quatsch! In solcher Weise beginnen oft die Diskussionen über die Homöopathie. Je mehr sich der Meinungsaustausch hochschaukelt, desto tiefer sinkt meist das argumentative Niveau, bis es mitunter auf die Ebene von persönlichen Beleidigungen abstürzt. Je mehr diese Auseinandersetzung in den sozialen Medien geführt wird, desto niedriger ist für gewöhnlich die Geisteshöhe der Debatte. Dort fallen so manche Hemmungen, die für zivilisierte Mitmenschen im analogen Alltag eigentlich selbstverständlich sind. Hierbei schenken sich beiden Seiten nichts. Wer die Chance bekommt, einmal ungestraft unflätig sein zu dürfen, ergreift sie scheinbar ohne Rücksicht auf Anstand und Charakter. Dieser Verlockung erliegen sowohl studierte Akademiker als auch unausgefüllte Hausfrauen bzw. -männer.

Um die Diskussion über die Globuli in eine gezielte Richtung und in geordnete Bahnen zu lenken, haben sich eine Reihe von Homöopathiekritikern zu einem „Informationsnetzwerk Homöopathie" (INH)[11] zusammengeschlossen. Repräsentatives Aushängeschild der Gruppe ist die ehemalige Homöopathin Dr. Natalie Grams, die ihren „Ausstieg aus der Szene" auf vielfältige Weise medial präsentiert.[12] Der geistige

Kopf dahinter ist Dr.-Ing. Norbert Aust. Aust kommt aus dem Maschinenbau und hat im Gebiet thermische Turbomaschinen promoviert. Nach eigenen Angaben hat er sich intensiv mit klassischer Physik beschäftigt, mit Mechanik, Thermodynamik und Strömungslehre. Seine Beschäftigung mit Homöopathie begann nach einer erfolglosen homöopathischen Behandlung seiner Frau. Obwohl Nichtmediziner, sieht sich Aust durch „intensive Kenntnisse in der Physik, in Versuchsgestaltung und Auswertung, in Mathematik, Statistik und allgemeiner Logik" dazu qualifiziert, sich wissenschaftlich mit der Homöopathie zu beschäftigen.[13] Zusammen mit Natalie Grams und „Globukalypse-Erfinder" Christian Lübbers bildet Aust die intellektuelle Speerspitze der „organisierten Homöopathiekritik". Deren Ziel ist es, der Homöopathie endlich den finalen Dolchstoß zu versetzen. Was in über 200 Jahren Homöopathiegeschichte nicht gelungen ist, soll nun in einer konzertierten Aktion zum Erfolg führen. Wie diese Kampagne aufgebaut ist und mit welchen Argumenten sie arbeitet, soll nun im Einzelnen untersucht werden.

```
                              Trau niemandem,
                   der das einzige Ziel hat,
                         etwas zu zerstören.
                                          HJF
```

Allgemeine Fragen

Die von den Gegnern der Homöopathie vorgetragenen Argumente sind so aufbereitet, dass sie jedem einleuchten können. Sie erscheinen logisch und realistisch. Wenn für ein Medikament eine Wirksamkeit behauptet wird, in dem gar kein Wirkstoff vorhanden ist, dann ist das für jeden einigermaßen rational denkenden Menschen Humbug; und wenn ein solches Arzneimittel am Patienten angewandt wird, Betrug. Wer da widersprechen will, muss gute Argumente haben. Wenn dann zudem Studien vorgelegt werden, die belegen sollen, dass Globuli nichts weiter als Placebos sind, dann ist das Urteil endgültig gefällt: Bullshit, also weg damit! Auch wenn es nicht so scheinen mag, aber die Totschlagargumente der Homöopathiekritiker lassen sich durchaus hinterfragen. Das ist manchmal nicht leicht, aber es geht. Mehr dazu lesen Sie im Teil „Spezielle Fragen". Ein Grundproblem, die Aktivitäten und Aussagen der organisierten Homöopathiekritik objektiv bewerten zu können, liegt darin, dass kaum nach den Hintergründen und Verbindungen dieser Bewegung gefragt wird. Aus diesem Grund sollen zunächst die Ursprünge der Homöopathiekritik, ihre modernen Ausprägungen, ihre ideologischen Überzeugungen und ihre organisatorischen Verknüpfungen dargestellt werden. Erst auf dieser Grundlage wird es dann möglich sein, die Argumente der Homöopathiekritik selbst kritisch zu hinterfragen, um sich schließlich ein objektives Bild machen zu können.

I
WAS IST HOMÖOPATHIE UND WESHALB WIRD SIE KRITISIERT?

Die Mitglieder und Förderer des "Informationsnetzwerks Homöopathie" sehen in der Homöopathie eine sich hartnäckig haltende Glaubenslehre, die weder als Naturheilkunde, noch als Medizin anzusehen ist.

FREIBURGER ERKLÄRUNG DES INFORMATIONSNETZWERKS HOMÖOPATHIE[14]

Homöopathie gilt als eine alternative bzw. komplementäre (d.h. die konventionelle Medizin ergänzende) Heilweise. Sie geht auf den sächsischen Arzt Dr. Christian Friedrich Samuel Hahnemann (1755–1843) zurück, der nach mehrjährigen Versuchen 1796 erstmals seine Erfahrungen veröffentlichte, dass Substanzen, die bei einem Gesunden bestimmte Beschwerden erzeugen, genau diese heilen könnten, wenn sie bei einem entsprechend Kranken gegeben würden. Daraus entwickelte Hahnemann sein Ähnlichkeitsgesetz, das so genannte „Simile-Prinzip" und schließlich eine neue, für die damalige Zeit revolutionäre Heilweise, die er Homöopathie nannte (abgeleitet von den griechischen Wörtern „homoios" für ähnlich und „pathos" für Leiden). Im Laufe der Zeit machte er noch eine weitere entscheidende Entdeckung. Hahnemann beobachtete, dass die heilsame Wirkung seiner Mittel umso sicherer und intensiver war, je weniger er davon verabreichte, d. h. je kleiner er die Dosis wählte. Aus dieser praktischen Erkenntnis heraus entwickelte Hahnemann das die

Homöopathie noch heute kennzeichnende Verdünnungsverfahren der sogenannten Potenzierung, dem die Idee zugrunde liegt: je geringer die Menge, desto kräftiger (potenter) die Wirkung. Schließlich arbeiteten Hahnemann und seine Anhänger mit so hohen Verdünnungen, dass rein mathematisch kein einziges Molekül der Ausgangssubstanz mehr in den so hergestellten Mittel enthalten sein konnte. Schon zu Hahnemanns Zeiten wurde seine Lehre heftig kritisiert, oft mit ähnlichen Argumenten wie heute. Vor allem die mitunter astronomisch hohen Verdünnungsgrade der homöopathischen Mittel waren für Hahnemanns Kollegen absolut widersinnig und allen Erkenntnissen der Wissenschaft widersprechend. Wenn man die Grundlagen der Lehre genau betrachte, dann könne Homöopathie gar nicht funktionieren, hieß es damals und heißt es noch heute. Die Angriffe auf die Homöopathie waren schon zu Hahnemanns Lebzeiten heftig und polemisch – und das sind sie auch mitunter heute noch. So sieht Homöopathiekritiker Jörg Kachelmann im Begründer der Homöopathie einen „durchgeknallten Schwachmaten aus dem 19. Jahrhundert",[15] in dessen Namen heute Betrüger Millionen verdienen, während „traurige Deppen" an so etwas glauben. Für ihn ist Homöopathie „ein reines Betrugskonstrukt zur eigenen Bereicherung". Der Wetterexperte spricht von einer „Homöopathie-Mafia",[16] die eine Gelddruckmaschine besitzt, von der sich sogar Drogendealer noch eine Scheibe abschneiden könnten – eine Assoziation mit dem kriminellen Milieu, die 2014 schon INH-Begründer Norbert Aust zu erkennen glaubte.[17]

Der Gründer des homöopathischen Heilverfahrens wusste um die Schwierigkeiten, die seine Methode dem rationalen Verstand bereitete, war aber nicht bereit, seine Erfahrungen aus der Praxis diesem unterzuordnen: *„Ich fordere gar keinen Glauben dafür, und verlange nicht, daß dieß Jemanden begreiflich sey. Auch ich begreife es nicht; genug aber, die Thatsache ist so und nicht anders. Bloß die Erfahrung sagt's, welcher ich mehr glaube, als meiner Einsicht."* [18]

Hahnemann war sich bewusst, dass seine extrem verdünnten Mittel nicht in der Art auf den Organismus wirken konnten, wie man es von der üblichen Arzneitherapie mit pflanzlichen und chemischen Substanzen her kannte. Als Erklärung nahm er eine Art „Lebenskraft" an, die im Menschen wirkt, ihn am Leben erhält, und die im Krankheitsfall geschwächt oder gestört ist. Da diese Lebenskraft „geistartiger Natur" ist, müssten auch die Mittel, die auf sie einwirken sollen, geistartig sein. Dies macht einen zentralen Unterschied der Homöopathie zur damaligen und heutigen Schulmedizin aus: Zielpunkt der medizinischen Intervention ist eine ordnende Kraft im Hintergrund, die selbstheilend wirken kann. Homöopathische Mittel sollen einen Impuls geben, dass diese Kraft die gesunde Ordnung wieder herstellen kann. Hiermit knüpft die Homöopathie an einer Idee an, die Paracelsus an der Schwelle vom Mittelalter zur Neuzeit personifiziert als den „Inneren Arzt" bezeichnete.

Um in einem Krankheitsfall das ähnliche Mittel zu finden, geht die Homöopathie ebenso ganz andere Wege als die herkömmliche Medizin. Während jene die exakte Krankheitsdiagnose (den Krankheitsnamen) sucht, orientiert sich die Homöopathie Hahnemanns gezielt an den individuellen Symptomen, die eine erkrankte Person zeigt. Diese nämlich müssen mit den Arzneisymptomen des passenden Mittels möglichst gut harmonieren. Man könnte sagen, die Krankheit spricht durch die Sprache der individuellen Symptome, und der Homöopath versucht, diese zu entschlüsseln und zu verstehen. Aus diesem Grund werden während einer homöopathischen Anamnese auch so viele Fragen in alle möglichen Richtungen gestellt, und deshalb dauert sie auch meist sehr lange.

All diese Besonderheiten der Homöopathie stehen im deutlichen Gegensatz zur naturwissenschaftlich ausgerichteten konventionellen Medizin, die wir heute kennen. Deshalb stehen sie auch im Zentrum der Kritik, die in letzter Zeit immer lauter und immer breiter artikuliert wird. So wird vorgebracht, dass die hoch verdünnten homöopathischen Mittel schon aus wissenschaftlichen Gründen gar nicht wirken könnten. Hochwertige Studien würden diese Aussage belegen, indem sie zeigten, dass homöopathische Behandlungen nicht besser wirkten als Placebo. Hieraus ergäbe sich zweifelsfrei, dass Homöopathie Humbug wäre. Wer durch Homöopathie Heilung verspräche, betröge die Patienten. Die Hersteller homöopathischer Arzneimittel würden somit ein Riesengeschäft mit „Nichts" machen – auf Kosten ahnungsloser Kranker. Dass dies vom Gesetzgeber akzeptiert würde (Arzneimittelgesetz) und Krankenkassen dafür auch noch bezahlten, wäre völlig inakzeptabel und müsste schnellstmöglich und gründlich korrigiert werden. Man verweist dabei auf andere Länder, in denen die Homöopathie schon mehr oder weniger erfolgreich aus der offiziellen Medizin verdrängt wurde (z.b. USA, England, Belgien, Italien, Spanien) und fordert, dies auch im Mutterland der Homöopathie so umzusetzen. Dies wäre man den Patienten und dem Prinzip der intellektuellen Redlichkeit schuldig.

Unter solchen Umständen muss Aufklärungsarbeit mit fast gar missionarischem Eifer geleistet werden. Es ist nicht damit getan, brav die Fakten vorzutragen und zu glauben, alle würden in Begeisterung ausbrechen und dem Wunderglauben abschwören. Man muss die Kräfte bündeln und ein schlagkräftiges Konzept entwickeln, auf dessen Basis man professionell vorgehen kann. Das ist geschehen – und trägt inzwischen erste Früchte, wie in den Leitmedien fast wöchentlich zu hören und zu lesen ist. Nur: Kann man damit die Homöopathie letztlich wirklich besiegen? Die Homöopathiekritiker sind da selbst skeptisch. Ein führendes Mitglieder der Bewegung gibt offen zu: *„Was die Homöopathie angeht, sind wir in einer solch asymmetrischen Situation, dass uns nur der Guerillakampf bleibt. Und zu diesem hat schon Guevara richtig ausgeführt, dass man in dieser Kampfform zwar dem Gegner Niederlagen beibringen kann, aber ihn nie besiegen werden wird."* [19]

Für Homöopathiekritiker heißt Aufklärung Überzeugungsarbeit leisten, d. h. die Menschen davon zu überzeugen, dass ihre Haltung der Homöopathie gegenüber die nachweislich richtige ist – auch wenn das heißt, gegen Windmühlen anzurennen. Ob sie jedoch wirklich die nachweislich richtige Einstellung zur „Wunderwelt der Globuli" haben, sei dahingestellt. Gegenargumente gibt es viele, auch wenn sie heute kaum zu Gehör kommen. Auch die Gegner der Homöopathie müssen sich die Frage stellen lassen, ob ihre Thesen und Argumente so hieb- und stichfest sind, dass sie nur den einen Schluss zulassen, nämlich dass Homöopathie als wirksame Medizin zweifelsfrei und ein für alle Mal widerlegt sei.

> Die Homöopathie ist die Sphinx unter den zeitgenössischen Heilsystemen ... plausibel und unglaublich in einem, rätselhaft und wirkungsvoll, ein Gebilde von gestern und von morgen.
>
> PETER SLOTERDIJK, PHILOSOPH[20]

2
Wer sind die organisierten Homöopathiekritiker?

Deshalb ist es das Kernanliegen des Informationsnetzwerks Homöopathie, dass der Homöopathie keine öffentliche Glaubwürdigkeit und auch kein Platz im öffentlichen Gesundheitswesen mehr eingeräumt wird.

OFFENER BRIEF DES INH AN MINISTERPRÄSIDENTIN MANUELA SCHESWIG[21]

Kritik an der Homöopathie gab es schon, als die Homöopathie noch in den Kinderschuhen steckte. Sie riss nie ab, konnte aber nicht verhindern, dass sich diese Heilmethode im Laufe der Zeit über die ganze Welt verbreitete. Ein besonderer Stachel im Fleisch der Globuli-Gegner war und ist es, dass gerade auch Mediziner dieses Verfahren anwenden und bei den Laienbehandlern und Heilpraktikern sich nicht wenige naturwissenschaftlich Studierte (z.B. Physiker und Biologen, manche sogar mit Doktortitel) dieser scheinbar obskuren Methode zuwenden. Während die daraus erwachsenen oft heftigen Diskussionen lange Zeit nur Eingeweihte wahrzunehmen schienen, die Kritiker als „materialistische Spielverderber" gebrandmarkt werden konnten und die Homöopathen sich auf dem sanften Ruhekissen der öffentlich wahrgenommenen „sanften Heiler" ausruhten, hat sich das Blatt seit einiger Zeit gewendet. Inzwischen lacht man die Globuli-Anwender aus, bezeichnet sie als Spinner und wirft sie mit Verschwörungstheoretikern, braunen Esoterikern

(*„Homöopathen sind die Reichsbürger des Gesundheitswesens"*) [22] und korrupten Betrügern in einen Topf. Wie kam es zu dieser Wende? Das hängt damit zusammen, dass sich die Kritiker zusammengeschlossen und im Rahmen der „Gesellschaft zur wissenschaftlichen Untersuchung von Parawissenschaften" (GWUP)[23] das „Informationsnetzwerk Homöopathie" (INH) gegründet haben. Laut Selbstdarstellung auf der Internetseite des INH stellt das Netzwerk seither einen Schwerpunkt in der Arbeit der GWUP dar.[24]

An der Spitze des INH stehen die schon erwähnten Dr. Natalie Grams, Dr.-Ing. Norbert Aust und Dr. Christian Lübbers. Das „Homöopathie-Expertenteam" setzt sich hauptsächlich aus Wissenschaftlern zusammen. Zu ihnen gehören z. B. Physiker, Chemiker, Biologen, Pharmazeuten, aber auch Ingenieure, Informatiker, Medienfachleute, Journalisten, Blogger sowie einige „Leute vom Fach" (Ärzte und Psychologen). Einziges INH-Mitglied, das eine homöopathische Ausbildung besitzt und kurzzeitig homöopathisch gearbeitet hat, ist die Leiterin Natalie Grams. Wenn in der Selbstdarstellung des INH steht, dass alle Experten Erfahrungen mit der Homöopathie besitzen, dann sind diese bei allen Mitstreitern von Natalie Grams wohl rein theoretischer Natur. Das wird aber keineswegs als Manko angesehen, denn das INH will die Homöopathie hauptsächlich mit Wissenschaft und Logik auseinandernehmen – also auf Ebene der Theorie. Von praktischer Seite her sollen klinische Studien die theoretische Argumentation untermauern, nicht aber konkrete Beobachtungen direkt aus der homöopathischen Sprechstunde. Mit

„homöopathischen Heilerfolgen" beschäftigt sich das INH also ausdrücklich nicht. Die Arbeit des INH ist professionell und zeigt inzwischen weitreichende Verbindungen in Medien und Politik. Mittlerweile scheint es in Sachen Homöopathie die Deutungshoheit erlangt zu haben. In Artikeln und TV-Beiträgen werden ihre Mitglieder regelmäßig interviewt und die Argumente des INH gegen die Homöopathie manchmal wortgetreu übernommen. Das Netzwerk erscheint in Journalistenkreisen als verlässliche Informationsquelle, dessen Ansichten über jeden Zweifel erhaben scheinen. Kritische Nachfragen gibt es kaum. Wenn solche dennoch kommen und ein Beitrag nicht konsequent genug gegen die Homöopathie Stellung bezieht, wird sogleich mit einer Beschwerde interveniert. So geschehen beispielsweise im Herbst 2018, als der Südwestrundfunk (SWR) in verschiedenen Beiträgen u.a. Natalie Grams mit kritischen Fragen von Zuschauern konfrontierte. Der zuständige Ressortchef entschuldigte sich daraufhin und versicherte, der Sender stehe fest zu den Grundlagen der Aufklärung und zum naturwissenschaftlichen Weltbild, das der modernen Medizin zugrunde liegt. Das werde er auch seinen Mitarbeitern einmal mehr deutlich machen. Schließlich gehörten für ihn Homöopathie und Horoskope in die gleiche Kategorie. Hier müsse ein öffentlich-rechtlicher Sender klar Position beziehen.[25] Auf Anordnung des Ressortchefs wurden entsprechende Beiträge umgehend aus der Mediathek gelöscht.

Um vor allem die Medien nach positiven – im Sinne des INH also falschen – Informationen zur Homöopathie zu durchforsten, bedient sich das Netzwerk neuerdings des Portals MedWatch.[26] Dieses scannt nach eigenen Angaben regelmäßig das Internet nach unseriösen, irreführenden und gefährlichen Informationen zum Thema Gesundheit. Hierzu zählt für die Betreiber von medwatch.de ausdrücklich auch die Homöopathie. MedWatch wird finanziell unterstützt vom Deutschen Konsumentenbund, der auch das Informationsnetzwerk Homöopathie mitfinanziert und enge Verbindungen zur GWUP pflegt.[27] Beim Deutschen Konsumentenbund handelt es sich um eine Konsumentenschutzeinrichtung und eine qualifizierte Einrichtung des Unterlassungsklagengesetzes (UKlaG). Damit steht ihm das Recht zu, Abmahnungen auszusprechen. Tätigkeitsschwerpunkte sind Gesundheit, Alternativmedizin und Esoterik, bei denen der Konsumentenbund eine erhebliche Überwachungslücke sieht. Seit 2013 wendet er sich in erster Linie gegen die Homöopathie und zählt sich zu den Mitbegründern des INH.

Verbindungen hat das INH auch zur Internetplattform Psiram.[28] Psiram steht für „**Ps**eudowissenschaft, **I**rrationale Überzeugungssysteme, **A**lternative **M**edizin" und sieht sich als „Wiki der irrationalen Überzeugungssysteme". Im Stil von Wikipedia werden auf Psiram Artikel über diese Themen veröffentlicht, die dabei aber durchweg negativ bewertet werden. Die Seite ist anonym, Betreiber und Autoren sind unbekannt – angeblich, um die Autoren vor Belästigungen zu schützen. So findet sich auf der Psiram-Seite auch kein Impressum, was eigentlich nach deutschem Telemediengesetz erforderlich wäre. Daher wird die Seite von manchen als illegal angesehen. Psiram wird von Homöopathiekritikern und ähnlichen Gruppen gerne als Referenz oder Quelle angegeben, so auch auf den Seiten des INH. Doch nicht nur im allgemein wenig bekannten Psiram haben die Kritiker ihre Finger drin. Schon sehr früh drängten sie in die Wikipedia vor und kontrollieren dort inzwischen auch den Homöopathie-Artikel, der eigentlich einen einzigen Verriss dieser Methode darstellt. Änderungen zugunsten der Homöopathie (die bei Wikipedia eigentlich von jedem Nutzer vorgenommen werden können) werden von den homöopathiekritischen Kommentatoren und Administratoren konsequent blockiert.[29] Aus diesem Grund gibt es inzwischen Projekte, die dieses Problem lösen sollen (z. B. FreeWiki.eu).[30] Dass Wikipedia in bestimmten Bereichen problematisch ist, weiß auch der Jurist und Historiker Johannes Weberling. Er leitet das Projekt Wiki-Watch an der Europa-Universität Viadrina in Frankfurt (Oder). Sein Resümee: *„Es gibt in Wikipedia in keiner Weise ein Qualitäts- und Vollständigkeitscontrolling. Es gibt keinerlei Möglichkeiten, valide Begriffe dort nachzusuchen, von denen man sicher sein kann, dass sie wirklich stimmen."* [31] In diesem Zusammenhang ist auffallend, dass sich der Wikipedia-Eintrag des Informationsnetzwerks Homöopathie wie ein Werbetext dieser Vereinigung liest.[32] (Stand: Juni 2019).

Gleichgesinnte hat das INH auch in weltanschaulichen Bereichen, vor allem bei Humanisten, Konfessionslosen und bekennenden Atheisten, z. B. dem Humanistischen Pressedienst (hdp)[33] und der Giordano-Bruno-Stiftung (gbs).[34] Die

Leiterin des INH, Natalie Grams, gehört zum Vorstand des Trägervereins des Humanistischen Pressedienstes. Dessen Präsident ist Dr. Rainer Rosenzweig, ebenfalls Mitglied des INH und Mitglied im Wissenschaftsrat der GWUP.[35][36] Rosenzweig ist zudem Vorsitzender des „Koordinierungsrats säkularer Organisationen" (KORSO)[37], dem Dachverband konfessionsfreier und atheistischer Organisationen, der wiederum Mitglied im Trägerverein des Humanistischen Pressedienstes ist. Grams und Rosenzweig haben zudem leitende Funktionen innerhalb der Giordano-Bruno-Stiftung inne: Natalie Grams ist dort Beiratsmitglied, Rainer Rosenzweig Mitglied im Kuratorium.[38] Sowohl der Humanistische Pressedienst als auch die Giordano-Bruno-Stiftung beziehen häufig gegen die Homöopathie Stellung. Natalie Grams schreibt regelmäßig auf der Internetseite des hdp.

Politisch hat die Splitterpartei „Partei der Humanisten"[39] (Stimmenanteil bei der Europawahl 2019 0,2 Prozent bei einem erklärten Wahlziel von 0,6 Prozent)[40] die Positionen der GWUP und der organisierten Homöopathiekritiker weitgehend übernommen. Diese Partei vertritt einen evolutionären Humanismus, Rationalismus, Scientismus und Transhumanismus und setzt sich uneingeschränkt für zivilisatorischen und technologischen Fortschritt ein: *„Als Fortschrittsoptimisten setzen wir uns für zivilisatorische und technologische Innovationen ein. Wo andere Gefahren sehen, sehen wir Chancen".*[41] So etwa in der modernen Gentechnik, bei der – so die Forderung der Humanisten – ethische Einwände den Fortschritt nicht hemmen dürften. Robin Thiedmann, der

Bundesvorsitzende der Humanisten, äußerte sich im Zusammenhang mit der Diskussion um die genmanipulierten Zwillinge in China im Dezember 2018 so: *"Fortschritt lässt sich niemals aufhalten. Wer verantwortungsbewusst sein will, muss Fortschritt gestalten ... Ethikräte und Politiker können versuchen, diesen Fortschritt mit Gesetzen und Regeln aufzuhalten, doch das ist niemals von langer Dauer."* [42] Beim Thema Globuli fordern die Humanisten eine staatliche Einflussnahme und Gesetzesänderungen zur Eindämmung der Homöopathie, bei genmanipulativen Technologien hingegen einen Abbau solcher Einschränkungen. Entsprechend ist die Position der Humanisten zur Alternativmedizin: Sie wird im Grundsatzprogramm klar abgelehnt. Was das Gesundheitswesen angeht, setzen sie vielmehr auf den Transhumanismus (kurz: die Verbindung von Mensch und Maschine), eine Technologie, die es der Menschheit ermöglichen werde, *"ihre evolutionär bedingten biologischen Einschränkungen zu überwinden".*[43] Die Vision der Humanisten für eine zukünftige Medizin lautet dementsprechend auch so: *"Zur Reparatur in die Mensch-Werkstatt – Ein neues Zeitalter der Medizin".*[44]

Weltanschauliche und ideologische Verknüpfungen anzusprechen ist ein heikles Thema. Die vorhandenen Verbindungen der organisierten Homöopathiekritik zur organisierten Atheistenszene aufzuzeigen kann schnell so ausgelegt werden, als würde zwischen „Gottlosigkeit" und Homöopathiekritik ein innerer Zusammenhang bestehen oder als wäre das eine Grundlage für das andere. Allzu leicht können solche Hinweise als Moralkeule missbraucht werden. Dennoch ist es nachvollziehbar, dass ein atheistisch geprägtes Weltbild eher zur Kritik an „irrealen" Methoden wie der Homöopathie geneigt macht. Wer jede Art „übersinnliche Ebene" kategorisch ausschließt, wird kaum bei den Globuli eine Ausnahme machen. Das sollte eigentlich kein Problem sein. Jeder hat das Recht auf sein Weltbild. Das dürfte Konsens in einer demokratischen Gesellschaft sein. Atheisten dürfen sich den Himmel ohne Gott denken, Katholiken als Gipfeltreffen aller Heiligen und Muslime als Paradies voller Jungfrauen. Aber es gibt Grenzen der Toleranz. Dann nämlich, wenn das Rad der Zeit zurückgedreht werden soll und vormoderne Dogmen wieder Einzug in unseren Alltag zu halten drohen. So zumindest das Credo des Philosophen Michael Schmidt-Salomon, dem Chefdenker der Konfessionslosen. Was hier vor allem auf religiöse Tendenzen zielt, übertragen nicht wenige (sicher mit einem gewissen Recht) auch auf den Bereich der Wissenschaft. Damit aber besteht die Gefahr, religiösen Fundamentalismus und „Homöopathie-Aberglaube" in einen Topf zu werfen. So kann der Kampf für die „Globukalypse" unweigerlich ideologische Züge bekommen. Spätestens dann sollte man hellhörig werden, egal von welcher Seite eine Ideologie mitschwingt.

> Ein jeder soll nach seiner Fasson
> selig werden.
> FRIEDRICH DER GROSSE VON PREUSSEN[45]

3
Wer sind die Skeptiker?

> Keine Menge an Glauben macht etwas zu einer Tatsache.
>
> James Randi, Mitbegründer der Skeptikerbewegung [46]

Die im INH zusammengeschlossenen Homöopathiekritiker sind der GWUP angegliedert, der zentralen Skeptikervereinigung im deutschsprachigen Raum. Diese wiederum ist Teil einer weltweiten Organisation, die ihren Ausgang in den USA nahm. Seit 2017 ist INH-Chefin Natalie Grams zugleich Kommunikationsmanagerin der GWUP.[47] Ihrem Selbstverständnis nach beschäftigen sich Skeptiker kritisch mit Themen aus den Bereichen Aberglauben, Alternativmedizin und Para- bzw. Pseudowissenschaften. Dazu gehört neben beispielsweise Astrologie, UFOs, Erdstrahlen, Parapsychologie und Reinkarnation auch die Homöopathie. Diese Methoden oder Vorstellungen, die mit der aktuellen wissenschaftlichen Erkenntnis unvereinbar scheinen, sollen wissenschaftlich untersucht und geprüft werden. Diese Forschungen sollten eigentlich ergebnisoffen sein, doch gehen die meisten Mitglieder der Skeptikerbewegung davon aus, dass alles Irrationale und Paranormale grundsätzlich nicht nachweisbar ist und entsprechende Behauptungen deshalb falsch sind. Eigentlich geht es den Skeptikern weniger um eine Untersuchung als um die Widerlegung all dessen, was einen über- oder außersinnlichen Charakter aufweist.

Eine Studie aus dem Jahr 2016,[48] die sich mit der GWUP und ihren Überzeugungen beschäftigte, kam zu dem Ergebnis, dass die Vereinigung zu etwa drei Viertel aus unter 50 jährigen Männern besteht, die häufig aus Akademikerkreisen mit naturwissenschaftlichen Arbeitsgebieten kommen. Über 75 Prozent der Mitglieder gehören keiner Konfession an und sehen sich als weder religiös noch als spirituell. Rund die Hälfte der Mitglieder bezeichnet sich als „extrem ungläubig".

Die erste skeptische Gruppierung in Deutschland war die „Arbeitsgemeinschaft der Skeptiker zur Untersuchung von Pseudowissenschaften und Okkultem" (ASUPO), aus der 1987 die „Gesellschaft zur wissenschaftlichen Untersuchung von Parawissenschaften" hervorging. Erste Präsidentin war die Rechtsmedizinerin Dr. Irmgard Oepen, die in den Anfangsjahren auch die Redaktion der Zeitschrift „Skeptiker" innehatte. Die GWUP sah sich (und tut dies auch heute) in der Tradition der 1903 gegründeten und von den Nazis verbotenen „Gesellschaft zur Bekämpfung des Kurpfuschertums". Ihr Anspruch ist es, das kritische Denken zu fördern und zu den entsprechenden Gebieten wissenschaftliche Untersuchungen anzustellen. Bei offenen Fragen sieht sich die GWUP als direkter Ansprechpartner für Behörden und Medien.[49]

Wertvolle Aufbauhilfe für die junge GWUP lieferten die schon lange organisierten Skeptiker aus Amerika. Dort gründete in den 1970er-Jahren der Philosoph Paul Kurtz das „Committee for the Scientific Investigation of Claims of the Paranormal" (CSICOP), das sich heute „Committee for Skeptical Inquiry" (CSI) nennt. Gründungsmitglieder waren bedeutende Wissenschaftler, wie Carl Sagan, Isaac Asimov, B. F. Skinner und Marcello Truzzi. Doch in den USA breitete sich alsbald der Spaltpilz in der Skeptikerbewegung aus. Nicht alle Mitglieder waren mit den Zielen und Methoden der Organisation einverstanden. Es zeigte sich nämlich bald, dass es dem „Committee" eher um Bekämpfung des Paranormalen ging als um dessen Aufklärung. Eine zunehmend einseitig ideologische Ausrichtung gefiel den Kritikern gar nicht. Unter ihnen waren auch die Gründungsmitglieder Carl Sagan und Marcello Truzzi.

Carl Sagan kritisierte den Hang innerhalb der Organisation, ein Monopol auf die Wahrheit zu entwickeln und jene, die anderer Ansicht seien, herabzuwürdigen. Sagan forderte einen einfühlsameren Umgang miteinander und auch das Menschliche innerhalb der Pseudowissenschaften zu akzeptieren. Marcello Truzzi ging in seiner Kritik noch weiter. Die Ansicht vieler seiner skeptischen Kollegen, sie hätten Belege gegen eine pseudowissenschaftliche Behauptung, sei eigentlich pseudoskeptisch. Eine These könne nicht widerlegt, sondern nur „nicht bewiesen" sein. Da die Differenzen nicht ausgeräumt werden konnten, verließ Truzzi die Skeptikerbewegung und wurde ein scharfer Gegner dieser Szene.[50]

Kritisch äußerte sich auch der Parapsychologie-Forscher George P. Hansen. Er nahm 1992 die CSICOP unter die Lupe und kam zu dem Urteil, dass es dieser Gruppe weniger um wissenschaftliche Untersuchungen und Forschung als um politische Einflussnahme gehe. Die CSICOP operiere als Zentrale der weltweiten Skeptikerbewegung und habe zunehmend Einfluss auf verschiedene gesellschaftliche Bereiche und Medien. Alles spreche dafür, so Hansen, dass es sich bei den Skeptikern um eine weltanschauliche Bewegung handele.[51]

Im Lauf der Jahre wuchs die GWUP auf mehrere hundert Mitglieder an (heute sind es rund 1 700). Dabei kam es zu ähnlichen internen Auseinandersetzungen wie bei den Skeptikern in den USA. Mitglieder monierten eine zunehmende Ideologisierung der Bewegung mit dem alleinigen Ziel, Methoden und Vertreter der Parawissenschaften zu diskreditieren. Wortführer der Gruppe war der Soziologe Edgar Wunder. Wunder hatte die GWUP mitgegründet, war Fachbereichsleiter, Redaktionsmitglied der Zeitschrift „Der Skeptiker" und deren Redaktionsleiter. Die Kritiker um Edgar Wunder mussten feststellen, dass sich die GWUP immer mehr von diesem Ideal entfernt hatte. Sie empfanden die Gruppe letztlich als voreingenommen, dogmatisch, ideologisch, unfair und missionarisch, sie zeige eine selektiv-einseitige Argumentationsführung, geringe Fachkompetenz und sei als Organisation letztlich nicht reformierbar. Wunders Resümee fiel dann ziemlich vernichtend aus. Er legte es in einem Aufsatz mit dem Titel „Das Skeptiker-Syndrom" nieder. Dort heißt es: *„Es geht um Mission und Advokatentum ... mit letztlich politischen Zielen, nämlich der eigenen Vorstellung von ‚Rationalismus' in der gesamten Gesellschaft zum Durchbruch zu verhelfen ... Im Rahmen einer solchen Auffassung befindet sich die eigene Gruppe in einer steten Kampfsituation ..."* [52]

Wunder und seine Unterstützer taten ihre Kritik öffentlich kund, was den Bruch mit der Organisation bedeutete. Edgar Wunder wurde zunächst aus allen Ämtern entfernt und dann per Mitgliederbeschluss im Jahr 1999 aus dem Verein ausgeschlossen. Andere traten aus.

In letzter Zeit hat sich der bekennende Skeptiker, Autor und Homöopathiekritiker Timm Grams (der mit Natalie Grams jedoch in keiner verwandtschaftlichen Beziehung steht) deutlich von der GWUP distanziert. Er hat ähnliche Erfahrungen mit dieser Organisation gemacht wie vor Jahren Edgar Wunder. Auf seinem Blog schreibt er: *„Ich nehme mir nur solche Argumentationsfiguren vor, die mir im Laufe der letzten vier Jahre in meiner Auseinandersetzung innerhalb der Skeptikerbewegung begegnet sind. Sie werden meine Verblüffung verstehen darüber, dass mir in diesem Zirkel genau die Argumentationsweisen begegnet sind, die diese Leute ihren Lieblingsfeinden vorwerfen."* [53]

Timm Grams wirft den organisierten Skeptikern vor, sich als Wahrheitsbesitzer aufzuspielen. Das wiederum rechtfertige zu Missionierung und Bekehrung der Ungläubigen. Indem Skeptiker sich zu bestimmten Bewertungen hinreißen ließen, würden sie den Rahmen der Wissenschaft verlassen. Für ihn ist das *„Hochstapelei im Namen der Wissenschaft".*[54] Es bestehe die Gefahr, dass die Skeptikerbewegung zur reinen totalitären Propagandamaschine verkomme. Wohlgemerkt: Timm Grams ist bekennender Skeptiker und steht hinter der Homöopathiekritik der GWUP. Allerdings hat er auch ein für einen Skeptiker vergleichsweise entspanntes Verhältnis zu dieser Heilmethode: „*Mich bekümmert die gesellschaftliche Geringschätzung der Mathematik wesentlich mehr als die Tatsache, dass einige meiner Freunde der Homöopathie anhängen.*"[55] Seine Kritik zielt also nicht auf die kritische Auseinandersetzung mit der Homöopathie. Sie bezieht sich auf die Ideologie im Hintergrund der Skeptikerbewegung. In diesem Zusammenhang kritisiert er auch die Verbindung der GWUP zu den atheistischen Verbänden, allem voran zur Giordano-Bruno-Stiftung (gbs). Dieser wirft Timm Grams vor, den Atheismus zur neuen Religion erhoben zu haben und die GWUP mit radikal-atheistischen Positionen zu unterwandern. Er glaubt Tendenzen erkennen zu können, die Skeptikerorganisation zu einer Einrichtung der atheistischen Missionierung umzubauen. Grundsätzlich sieht Timm Grams die Ziele und Methoden der Giordano-Bruno-Stiftung mit den Zielen eines weltanschaulichen Pluralismus für unvereinbar.[56]

In diesem Zusammenhang nun ist es aufschlussreich, die weltanschaulichen Prinzipien und Grundlagen der mit den genannten Organisationen eng verknüpften Homöopathiekritiker näher zu betrachten.

> Wenn man sich für einen Skeptiker hält, tut man gut daran, gelegentlich auch an seiner Skepsis zu zweifeln.
> SIGMUND FREUD, BEGRÜNDER PSYCHOANALYSE[57]

4
Welches Weltbild haben die Homöopathiekritiker?

> Realismus bedeutet kurz gesagt, dass es außerhalb unseres Denkens etwas gibt … Der Naturalismus geht von der Annahme aus, dass es überall auf der Welt „mit rechten Dingen zugeht" und dass wir es mit materiellen Dingen zu tun haben … Wir bewegen uns in der Medizin im Rahmen von Realismus und Naturalismus.
>
> Natalie Grams, Informationsnetzwerk Homöopathie[58]

Die beschriebene geistige Nähe der organisierten Homöopathiekritik zu den organisierten Atheisten lässt vermuten, dass sich beide auf eine ähnliche Weltanschauung berufen. In der Tat passt zwischen die Weltbilder, die sie vertreten, kaum ein Blatt Papier. Die Ideologie der humanistischen wie der skeptizistischen Philosophen in den Reihen der jeweiligen Organisationen gleicht sich in zentralen Grundannahmen sehr oder ist sogar identisch. Schließlich sind einige dieser Vordenker sowohl in humanistisch-atheistischen wie skeptizistischen Organisationen in leitender Position tätig, z. B. Gerhard Vollmer[59][60] und Martin Mahner.[61][62] Beide Philosophen bzw. Wissenschaftstheoretiker sehen sich als Vertreter des Realismus, Materialismus und des Naturalismus, in denen den Naturwissenschaften eine zentrale Bedeutung zukommt. Man kann die philosophischen Grundgedanken, die sowohl atheistischen Humanisten als auch skeptizistischen

Homöopathiegegnern eigen sind, in vereinfachter Weise etwa so zusammenfassen:

1. Die Welt kann allein durch rationales Denken erkannt werden. Erfahrungen sind nicht dazu geeignet, die Wirklichkeit objektiv richtig darzustellen und können in die Irre führen.
2. Es gibt nur die Natur im materiellen Sinne. Alles geht auf Materie zurück. Selbst Nichtstoffliches lässt sich letztendlich auf Materie zurückführen, auch Gefühle und Gedanken, und auch das Bewusstsein des Menschen selbst.
3. Die Welt der Materie allein ist die Realität, denn hier herrschen die unumstößlichen Naturgesetze. Man kann die Welt nur mithilfe der Naturwissenschaften erforschen, alles andere ist Unsinn. Alles, was sich nicht mit Wissenschaft erforschen lässt, ist entweder sinnlos oder existiert schlicht und einfach nicht. Wissenschaft lässt sich grundsätzlich auf alles anwenden, und alles ist wissenschaftlicher Forschung zugänglich.
4. Die Welt ist wie eine Maschine: Das Ganze ist die Summe seiner Teile. Man kann alles auf die kleinsten Bausteine zurückführen, die Elementarteilchen. Letztlich ist alles Physik.
5. Übernatürliches und Irrationales können in der Welt nicht existieren. Ideen und Konzepte, die Übernatürliches oder Irrationales als Grundlage haben, sind nicht nur mit der Wissenschaft unvereinbar, sondern

wirken hemmend auf eine humane Weiterentwicklung der Gesellschaft. Deshalb ist es geboten, sich ihnen entgegenstellen.

Der Realismus als Basis des wissenschaftlichen Erkennens sei allen anderen Formen überlegen, so die Atheisten- und Skeptikerphilosophen, sodass man ohne ihn überhaupt nicht mehr auskomme. Wenn eine Wissenschaft vorgebe, sie brauche keine rationalistische Grundlage, dann sei sie keine Wissenschaft, sondern Pseudowissenschaft. Und schließlich sei Naturwissenschaft heute ohne einen grundlegenden Materialismus und Naturalismus gar nicht mehr möglich.

Diese zentralen Grundannahmen sind auch Basis des Weltbildes, dem sich die organisierte Homöopathiekritik verpflichtet sieht. Dabei ist es natürlich unseriös, allein schon das Vertreten einer bestimmten Weltsicht als kritikwürdig anzusehen. Man kann also den Homöopathiekritikern nicht entgegentreten, indem man ihnen ihre weltanschaulichen Grundsätze um die Ohren haut. Philosophische und erkenntnistheoretische Grundannahmen sind wertneutral – oder sollten es zumindest sein. Aber gerade diese Voraussetzung erweist sich für die Homöopathiekritiker dann doch als Bumerang, wenn einer bestimmten Weltsicht Überlegenheit gegenüber allen anderen zugesprochen wird. Beim fünften und letzten der oben genannten Punkte verstoßen sie ebenfalls gegen das Gebot, keine Bewertungen abzugeben. Indem festgehalten wird, Irrationales sei für die menschliche

Gesellschaft per se schlecht und sollte vermieden oder aktiv angegangen werden, wird die Tür geöffnet, die hin zu einem ideologischen Missbrauch ihrer wissenschaftlichen Grundüberzeugungen führt. Gerade im Lichte dieses letzten Punktes erscheinen die Forderungen und Aktivitäten der Homöopathiekritiker doch deutlich ideologisch kontaminiert zu sein. Damit kommt die „stete Kampfsituation" ins Spiel, von der GWUP-Aussteiger Edgar Wunder sprach. Die Homöopathiekritiker scheinen reflexartig „auf Angriff zu schalten", wenn es darum geht, ihre Positionen zu vertreten. In den sozialen Netzwerken meldet sich zumindest einer von ihnen zu Wort, wenn irgendwo über Homöopathie berichtet wird (vor allem, wenn die entsprechenden Äußerungen nicht negativ genug sind). Die Kampfstände scheinen rund um die Uhr besetzt zu sein. Dabei soll die geäußerte Kritik nicht nur klar und unmissverständlich sein, sondern dezidiert auch destruktiv.

Eigenartigerweise findet sich eine philosophische Richtung nicht im Weltbild der bekennenden Skeptiker, der Skeptizismus (zumindest nicht in seiner ursprünglich philosophischen Form).[63] Skeptiker haben eine eigene Form des Skeptizismus entworfen, den wissenschaftlichen Skeptizismus.[64] Während der philosophische Skeptizismus den Zweifel förmlich zum Prinzip erklärt und gar daran zweifelt, dass wir überhaupt verlässliches Wissen erwerben und entsprechende Urteile abgeben können („Ich weiß, dass ich nichts weiß"), relativiert der wissenschaftliche Skeptizismus das Zweifeln. Für die Anhänger der Skeptikerbewegung (also auch die Gegner der Homöopathie) steht der wissenschaftliche Realismus über allem Zweifel, muss also von der Skepsis ausgenommen werden. Somit kann man auch bestimmte Urteile abgeben und Standpunkte einnehmen: Allem, was rationalen Positionen entgegensteht, muss grundsätzlich mit Skepsis (besser noch mit Ablehnung) gegenübergetreten werden. Davon machen die Homöopathiekritiker dann auch ausgiebig Gebrauch.

Eines sollte aber nochmals betont werden: Ein bestimmtes Weltbild zu haben, kann und darf nicht kritisiert werden. Atheisten sind nicht aus dem Grund weniger moralisch, weil sie ein atheistisches Weltbild vertreten. Aus demselben Grund sind sie aber auch nicht moralischer als andere. Ein Weltbild, das verabsolutiert wird und deren Gegner bekämpft werden sollen, ist allerdings zur fundamentalistischen Ideologie verkommen. Hier geht es um den Kampf zwischen Gut und Böse, wie er von der Antike bis ins Mittelalter hinein üblich war. So feiert ein Anachronismus im Mäntelchen rationaler Wissenschaft fröhliche Urständ, der durch die Leistungen der Aufklärung eigentlich überwunden schien.

> Für einen klugen Geist ist es schwer, sich eine Idee zu eigen zu machen, die das eigene Weltbild auf den Kopf stellt. Dafür braucht man zusätzlich zur Intelligenz auch noch ein gehöriges Maß an innerer Freiheit und Unsicherheitstoleranz.
> NATALIE KNAPP, PHILOSOPHIN[65]

5
Welches Menschenbild haben die Homöopathiekritiker?

> Wir sind Überlebensmaschinen – Roboter, blind programmiert zur Erhaltung der selbstsüchtigen Moleküle, die Gene genannt werden.
>
> RICHARD DAWKINS, BIOLOGE, MITBEGRÜNDER DES NEUEN ATHEISMUS[66]

Wer ein Weltbild besitzt, hat auch ein dazu passendes Menschenbild. Schließlich ist der Mensch ein Teil der Welt. Diesem Menschenbild gemäß wird dann eine entsprechende Medizin entworfen. Da die Gegner der Homöopathie sich dem rationalistischen, materialistischen und naturalistischen Weltbild verpflichtet fühlen, fügen sich diesem auch das Bild des Menschen und die Medizin ein. Kurz zusammengefasst kann man sagen: Für die Homöopathiekritiker besteht der Mensch nur aus Materie. Geistiges gibt es lediglich als Produkt dieser Materie. Das Vorhandensein einer (noch dazu unsterblichen) Seele wird abgelehnt. Der Mensch ist wie jede andere Erscheinung der Welt rational und naturwissenschaftlich umfassend beschreibbar. Mit den Mitteln der Technik lässt er sich grundlegend beeinflussen und manipulieren, was vor allem für die Medizin von zentraler Bedeutung ist. Damit liegt dem Menschenbild der Homöopathiekritiker ein mechanistisches Verständnis zugrunde: Der Mensch ist eine biologische Maschine.

Mit dieser Vorstellung machen sich die Homöopathiekritiker keine Freunde unter der normalen, sprich wissenschaftlich nicht speziell gebildeten, Bevölkerung. Ein Großteil der Menschen wird es ablehnen, sich nur als Maschine zu betrachten, die im Störungsfall repariert werden kann wie ein defektes Auto. Dennoch nehmen wir alle die technischen Errungenschaften der modernen Medizin dankbar an und lassen uns künstliche Hüften oder neue Herzklappen einsetzen, sind dankbar, dass uns die künstliche Niere vor dem tödlichen Nierenversagen bewahrt und hoffen darauf, mit dem Rumschnipseln an unseren Genen, unheilbare Krankheiten geheilt werden können. Genau bei diesem Widerspruch haken die Homöopathiekritiker ein.

Die moderne Medizin sei ein Segen, habe dazu beigetragen, die Lebenserwartung deutlich zu verlängern und rette täglich Tausende von Menschen vor dem sicheren Tod. Das sei ein Beleg, dass das „Maschinenmodell" so verkehrt nicht sein kann, ja mehr noch, dass es absolut richtig sei. Es gebe keinen Grund davon abzuweichen und ein neues zu entwickeln. Was sich Tag für Tag im Alltag beweise, darf gar nicht aufgegeben werden – es sei denn durch etwas nachgewiesen Besseres.

Dieser Einwand ist richtig. Aber es geht hier (ähnlich wie beim Weltbild) darum, ob eine Sichtweise als absolut und für alles gültig ausgegeben wird. Dass der Mensch aus Materie besteht, die man auf direktem Wege – also auf materieller Ebene – beeinflussen kann, ist richtig und gut so. Die Fortschritte der Medizin, die auf Basis dieses Menschenbildes gemacht wurden, sind faszinierend, und kein vernünftiger Mensch wird sie im Bedarfsfall nicht in Anspruch nehmen. Die Frage ist nur die, ob man gerade im Bereich der Medizin dem Menschen mit diesem Menschenbild tatsächlich als Ganzes gerecht werden kann. Und daraus ergibt sich weiter die Frage, wie man die Qualität der Medizin misst. Woran orientiert man sich da? An der Anzahl der erfolgreichen Organtransplantationen? An der Entwicklung neuer Operationstechniken in der Neurochirurgie? Oder daran, wie viele neue Medikamente auf den Markt kommen, mit denen man Krankheiten besser behandeln kann? Sind wir alle wirklich grundlegend gesünder geworden, seit die Medizin sich dem materialistisch-naturalistischen Menschenbild voll und ganz verschrieben hat?

Professor Dr. Christian Schubert ist Arzt, Psychologe und Psychotherapeut. Seit über 20 Jahren erforscht er die Wechselwirkungen von Psyche, Gehirn und Immunsystem und leitet das Labor für Psychoneuroimmunologie an der Universität Innsbruck. Er bringt die Lage der modernen Medizin auf den Punkt: *„Dort, wo akut eingegriffen wird, dort haben wir eine sensationelle Medizin. Dort, wo es um chronische Erkrankungen geht, wo es um langfristige Erkrankungen geht, die im Alltag entstanden sind und dort aufrechterhalten werden, haben wir eine Medizin zum Verzweifeln."* [67]

Schubert sieht „jahrhundertealte Wissenschaftstraditionen, die den Menschen als Maschine betrachten", als Hauptgrund für diese Fehlentwicklung. Die philosophischen Weltanschauungen, die meinen, wenn man den Menschen auf seine kleinsten Bausteine, die Zellen und Moleküle, reduziert habe, wisse man, wie der Mensch als Ganzes funktioniert, seien falsch: *„Bloß, weil wir mittlerweile nachvollziehen können, wie der Stoffwechsel des so genannten Glückshormons Serotonin im Gehirn abläuft, können wir damit noch lange nicht erklären, was Glück ist."* [68]

Natalie Grams vom Informationsnetzwerk Homöopathie sieht das grundlegend anders. Ihrer Ansicht nach ist es für die Medizin irrelevant, wissen zu müssen, was ein Gefühl wie z.b. Glück wirklich sei. Sie bringt die Liebe mit ins Spiel: *„Die Liebe ist ein Gefühl, kein Therapieangebot. Sie muss also nicht mit den Methoden der Wissenschaft in der Medizin überprüft werden, dazu besteht gar kein Anlass."* [69] Dank der Wissenschaft aber wüsste man nun genau, was sich beim Verlieben im Körper abspielte und welche Botenstoffe freigesetzt würden. Und die Sozialwissenschaften erforschten z. B. Bindungsdynamiken. Das alles könne wissenschaftlich erforscht werden und das würde der Medizin genügen. Wenn am Menschen letztlich alles ausschließlich auf Materie zurückzuführen ist, dann hat Natalie Grams damit sicherlich auch recht.

Das Bild des Menschen als Maschine ist in der Tat recht alt (älter sogar als die Homöopathie). Es entstand im 17. Jahrhundert mit dem Philosophen René Descartes. Er übertrug das damalige Bild der Welt als Maschine bzw. Uhrwerk auf den Menschen, indem er den lebenden Organismus auf seine Mechanik reduzierte. An diesem Menschenbild hält die moderne materialistisch-naturalistische Medizin fest (wenn auch weit über die damalige Mechanik hinausgehend), mit der Begründung, es sei eindeutig überprüfbar und ausgesprochen erfolgreich. Was auch stimmt, wenn man den Menschen ausschließlich in seiner materiellen Wesenheit betrachtet. Und da es für die moderne, naturwissenschaftliche Medizin keine über die stoffliche Ebene hinausreichende „Übernatur" gebe, erübrige es sich demnach, weiter über das Menschenbild der Medizin zu spekulieren.

Homöopathiekritiker haben ebenso wie Skeptiker und Humanisten keinen Zweifel daran, dass ihr Welt- und Menschenbild richtig ist. Es sei rational nachvollziehbar und die Naturwissenschaft lasse sich darin vollkommen integrieren und erfolgreich anwenden. Sie haben aber die Befürchtung, dass alte metaphysische, idealistische und magische Denkweisen sich wieder ausbreiten könnten und wissenschaftlich wie gesellschaftlich ein „Zurück ins Mittelalter" drohe. Das ließe sich am stetig wachsenden „Esoterikboom" ablesen, zu dem auch die vermehrte Hinwendung zur Homöopathie gehöre. Diesem müsse man sich entschieden entgegenstellen.

Die Koalition aus atheistischen Humanisten und skeptizistischen Homöopathiekritikern ist sich sicher, dass der Hang zum Mystischen und Magischen Hauptursache der zentralen Probleme ist, unter denen die menschliche Gesellschaft heute leidet. Ihre Anhänger sind sich ebenso sicher, dass die

Welt besser aussehen würde, gelänge es dem Menschen, alles Irrationale ein für alle Mal zu überwinden. Ob eine Welt, die auf einem rein wissenschaftlichen Realismus aufgebaut ist, auch eine bessere ist, bleibt hingegen eine bloße Vermutung ohne Belege. Schließlich handelt es sich um eine fiktive Zukunftsvision, von der wir gar nicht wissen können, ob sie jemals Wirklichkeit wird. Sollte sie es aber, dann lässt sich heute keine Aussage darüber treffen, ob sie die Welt verbessern und unsere heutigen Probleme überwinden kann.

In diesem Zusammenhang sollte die Feststellung der Philosophin Karen Groy zu denken geben: *„So wie es möglich ist, das wissenschaftliche Paradigma als Fortschritt gegenüber dem mythischen Weltbild zu deklarieren, so ist es auch möglich, es als Dekadenz und intellektuelles Verfallsprodukt einzustufen".*[70]

Menschen, deren Welt- und Menschenbild von Realismus, Materialismus und Naturalismus geprägt wird, fürchten zudem, dass sich eine Wissenschafts- und Technologiefeindlichkeit hemmend auf die weitere Entwicklung von Mensch und Gesellschaft auswirken könnte. Überall sei nur von den Gefahren moderner Technologien die Rede, viel zu wenig von den positiven Auswirkungen. Auch dies zu ändern, haben sie sich auf die Fahnen geschrieben. Und damit bekommen die Aktivitäten dieser Organisationen eine eindeutig politische Dimension. So erklärt sich auch ihr Einsatz für den Abbau von Einschränkungen für die Gentechnik, eine Rücknahme des Atomausstiegs mit raschem Bau neuer Kernkraftwerke (für einen besseren Klimaschutz) und ein Ende der

Stigmatisierung von Agrarchemie (Beispiel Glyphosat). Somit geht es um weit mehr als nur um die Homöopathie und andere Formen alternativer Heilweisen, auch nicht um eine „bessere Medizin". Letztlich geht es um die Welt, in der wir künftig leben wollen.

> Die Reduktion der Wirklichkeit auf das objektiv Feststellbare ist vom pragmatischen Standpunkt aus vorteilhaft … Aber es bedeutet noch lange nicht, dass das prinzipiell Unbegreifbare nicht wesentlich für unsere persönlich erfahrbare Wirklichkeit sein muss.
>
> HANS-PETER DÜRR, PHYSIKER, TRÄGER DES ALTERNATIVEN NOBELPREISES[71]

6
IN WELCHER WELT LEBEN DIE HOMÖOPATHEN EIGENTLICH?

> Apotheker zur Kundin:
> Wenn Sie zwei Packungen Globuli kaufen, werfen wir in Ihrem Namen fünf Cent in einen Wunderbrunnen. Bei einer Familienpackung bekommen Sie zudem ein Hufeisen geschenkt.
>
> FUNDSACHE IM INTERNET

Der Hauptgrund, weshalb die Kritiker Homöopathen und ihre Anhänger nicht ernst nehmen, ist deren angeblicher Wunderglaube. Zu behaupten, ein mit einer Verdünnung in galaktischem Ausmaß besprühtes Zuckerkügelchen könne Krankheiten heilen, ist in ihren Augen esoterischer Blödsinn in Reinkultur. Dafür sei sogar ein Kopfschütteln zu schade. Homöopathie sei eine Ausgeburt mittelalterlichen Zauberglaubens, wohl nur noch übertroffen von den Anthroposophen, den Jüngern Rudolf Steiners. Sie lebten in einem okkulten Paralleluniversum und hätten in ihrem Wahn den Bezug zur realen Wirklichkeit völlig verloren. Bei einer solchen Einschätzung sollte man sich natürlich auch die Frage nach dem Welt- und Menschenbild der Homöopathen stellen, und was dran ist am Vorwurf der esoterischen Verblendung.

Keine Frage: Homöopathie eignet sich für Esoteriker jeder Couleur. Sie passt gut in ihr Weltbild, denn da sind Energien mit im Spiel, da kann man ganz ohne Chemie heilen. Und dann das Ganzheitliche: Immer die Einheit von Körper, Geist und Seele im Blick, und das spirituelle Wachstum nie aus dem Auge verlieren. Und außerdem: Sie ist ganz natürlich und hat nichts mit der bösen Pharmaindustrie am Hut. Ja, Homöopathie ist bei Esoterikern beliebt. Sind deshalb aber alle Homöopathen und Globuli-Anhänger Esoteriker? Jodeln ist bei Bayern beliebt. Sind somit alle Bayern Jodler? Natürlich nicht. Das leuchtet ein. Nicht so den Homöopathiekritikern. Sie bestehen darauf, dass Homöopathie ein esoterisches Glaubenssystem ist. Jeder, der es ernsthaft anwendet, muss sich diesen obskuren Lehren unterwerfen. Man kann nicht Globuli verwenden und nicht an esoterischen Mumpitz glauben, so ihre Überzeugung. Das sieht auch die Ex-Familienministerin Kristina Schröder von der CDU (ebenfalls Mitglied im INH) so: *„Das größte Problem ist aber meines Erachtens, dass Homöopathie einen Einstieg in ein unaufgeklärtes Weltbild darstellt. Wer sagt, er glaube, dass Homöopathie wirkt, sagt damit implizit, dass er glaubt, dass grundlegende Annahmen unserer Physik und Chemie falsch sind."* [72]

Die Welt der Homöopathen ist für Globuli-Gegner wie Frau Schröder eine Welt, die es vor der Aufklärung gab. Für die Kritiker ist es völlig ausgeschlossen, dass sich in ihrer Weltsicht etwas Wissenschaftliches verbirgt. Wer sich nicht dem Denksystem des materialistischen Naturalismus verschrieben hat, dessen Weltbild kann nur magisch, esoterisch, okkult und unwissenschaftlich sein – und damit gefährlich für die Gesellschaft, weil sich hieraus üble Verschwörungstheorien entwickeln können. Lassen wir es nun mit der Befunderhebung und wenden uns der Frage zu, welches Welt- und Menschenbild Homöopathen eigentlich haben.

Außer ein paar Besonderheiten kein ausgesprochen ausgefallenes. In den homöopathischen Grundlagenwerken Samuel Hahnemanns und seiner Schüler gibt es weder Engel noch Einhörner, keine zu beachtenden astrologischen Planetenkonstellationen, keine zu rezitierenden Zaubersprüche, keine Geister und Dämonen, keine Hinweise auf einen spirituellen Aufstieg in höhere Sphären, keine Orakel, keine Glaskugeln, keine Seelenwanderung, nichts dergleichen. Gewiss gibt es in einigen modernen Weiterentwicklungen der Homöopathie auch esoterische Elemente, das ändert aber nichts an der Tatsache, dass die zentralen, auf Hahnemann zurückgehenden Grundlagen nichts Esoterisches enthalten.

Für die Homöopathie wesentlich ist der (aus jahrelanger Erfahrung gewonnene und nicht aus dem Okkultismus übernommene) Grundgedanke, dass Ähnliches durch Ähnliches geheilt werden kann und die Überzeugung, dass sich durch schrittweises Verdünnen die Heilkraft einer Substanz verstärkt (ebenfalls ein Ergebnis aus praktischer Arbeit und nicht aus Stöbern in alten magischen Zauberbüchern). Der zweite Grundpfeiler der Homöopathie (das Verdünnen) ist zwar starker Tobak für den rationalen Verstand – mehr aber auch nicht. Dann wäre da noch die „Lebenskraft" im Menschen, die wir heute in den Selbstheilkräften wiedererkennen. Wie „geistartig" diese ist (wie Hahnemann es formulierte), sei dahingestellt. Ansonsten ist an der Homöopathie viel Rationales. Es geht um gute Beobachtung, Einschätzung der gesamten Symptomatik eines Erkrankten und Abgleich mit den Symptomen der Arzneimittelbilder, um zum passenden Mittel zu kommen. Alles andere (Pendeln, Kinesiologie, Horoskope etc.) gehört nicht ursprünglich zur Homöopathie. Hahnemann selbst hat alle okkulten Spekulationen für sein Heilsystem zurückgewiesen.

Hier unterscheiden sich Homöopathen und ihre Kritiker deutlich. Vertreter der organisierten Homöopathiekritik sind ausschließlich einem Denken verpflichtet (dem schon oft zitierten naturalistischen und materialistischen). Homöopathen hingegen können allen möglichen Weltanschauungen zuneigen (außer natürlich der materialistisch-naturalistischen, weil die ja Homöopathie grundsätzlich und kompromisslos als Hirngespinst abtut). Als Homöopath muss ich nur die oben erwähnten Grundannahmen als Handwerkzeuge für die Praxis anerkennen. Das aber kann ein Katholik ebenso wie ein Atheist, ein Esoteriker wie ein Rationalist und ein Kommunist wie ein Kapitalist.

Es gibt es also nicht, das typische Weltbild der Homöopathen. Wenn man sie allerdings fragt, wie sie sich die Wirkung der Homöopathie vorstellen, dann kommen sie nicht umhin, sich zu weltanschaulichen Präferenzen zu bekennen. Gibt es solche, die nicht einem vorwissenschaftlichen, voraufklärerischen Geist entsprechen? Durchaus.

In Philosophie und Wissenschaft gibt es Ansichten, die nicht auf dem materialistisch-naturalistischen Weltbild aufbauen. Sie haben eine lange Tradition, sind auch heute noch aktuell und werden weiterentwickelt. Wenn der amerikanische Philosoph Thomas Nagel seinem 2012 erschienenen Buch „Geist und Kosmos" den Untertitel gibt „Warum die materialistische neodarwinistische Konzeption der Natur so gut wie sicher falsch ist", dann bläst er „zum Generalangriff auf die etablierte naturwissenschaftliche Weltsicht", wie es im Klappentext zur deutschen Ausgabe des Werkes provokant heißt.[73] Es ist durchaus nicht so, dass das von den Naturwissenschaften heute allseits akzeptierte Weltbild nicht unwidersprochen bleibt. Nein, es gibt Ansichten, die dem widersprechen und die sich auch rational begründen lassen. So gibt es Fragen, die sich durch die materialistische Brille nicht klar beantworten lassen, vor allem die Fragen nach dem Geist, dem Leben und dem Bewusstsein.

Es gibt andere Konzepte, die die Zuständigkeit des Materialismus auf die rein physische Welt vollkommen akzeptieren, darüber hinaus aber für Erweiterungen und andere Perspektiven plädieren. Das hat nichts mit vorwissenschaftlichem Okkultismus zu tun, sondern mit einer anderen wissenschaftlichen Herangehensweise. So gibt es in der Philosophie holistische (also ganzheitliche) Denkmodelle, die in ihrer Wirkung auf andere Bereiche ausstrahlen wie beispielsweise auf Ökologie, Soziologie, Psychologie, Pädagogik und auch Medizin („ganzheitliche Medizin"). In Verbindung damit beschäftigt sich der sogenannte Panpsychismus mit der Frage, wie Geist und Materie verknüpft sind. Diese philosophische Richtung lehnt die materialistisch-naturalistische Annahme ab, Geist sei Produkt der Materie und habe sich irgendwann im

Laufe der Evolution in den Gehirnen entwickelt. Er vertritt die Auffassung, dass Geist immer schon da war und in allen Formen der Materie vorhanden ist. Je höher die Komplexität z. B. eines Lebewesens, desto vielschichtiger seien auch seine geistigen Erscheinungen. Rudimentäre Formen von Geist existierten entsprechend aber auch in einfachsten materiellen Dingen, bis hinein in die atomare und subatomare Ebene. Wenn es um die Homöopathie geht, dann wird man sie viel eher mit solchen Überlegungen erklären können als auf Basis des herrschenden naturwissenschaftlichen Weltbildes. Aber das ist reine Spekulation. Noch gibt es keine fassbaren Erkenntnisse, die diese Annahme auch bestätigen. Solche aber (wie es die organisierte Homöopathiekritik tut) grundsätzlich auszuschließen, ist nur möglich, wenn man das heute gültige naturwissenschaftliche Weltbild zum Dogma erklärt. Die Skeptiker tun dies ausdrücklich, indem sie die Basis dieses Weltbildes, den Naturalismus und Materialismus, als unabdingbare Voraussetzung für Wissenschaft überhaupt ansehen. Wer nicht bereit ist, dies zu tun, kann aus ihrer Sicht als Wissenschaftler nicht ernst genommen werden. Damit wird wissenschaftliche Erkenntnis nur auf Basis einer einzigen Weltanschauung möglich. Das aber sind Anschauungen, die man sonst nur im Religiösen kennt.

> Die Welt ist kein totes und mechanisches Uhrwerk. Die Natur ist eine uns umarmende Ganzheit, aus der sich der Mensch durch eine allzu theoretische Abstraktion zu lösen droht.
>
> PATRICK SPÄT, WISSENSCHAFTSJOURNALIST UND AUTOR[74]

7
Wer sind hier die Guten, wer die Bösen?

Es ist nicht immer leicht, ein Skeptiker zu sein, das können Sie mir glauben. Egal wo man hinkommt, man ist immer der Böse.

Olaf Wagenknecht, Skeptiker und Homöopathiekritiker[75]

Dieses Zitat verdeutlicht sehr klar: Kritiker der Homöopathie haben in der Bevölkerung ein Imageproblem. Sie gelten als Besserwisser und Spielverderber und zementieren dieses Bild oft noch durch zur Schau gestellte intellektuelle Arroganz. Damit macht man sich weder Freunde noch überzeugt man Andersdenkende. Doch daran arbeiten sie, nicht ohne erste greifbare Erfolge. Längst haben sie eingesehen, dass freundliche Gesichter oft mehr wert sind als belastbare Daten. Mit der promovierten Ex-Homöopathin Natalie Grams haben sie nun ein junges, freundliches Aushängeschild, mit dem sich wenig freundliche Aussagen und knallharte Forderungen mit einem überzeugenden Lächeln unters Volk bringen lassen.

Für die, die aus dem Lager der Homöopathie kommen, ist das fröhlich lächelnde Gesicht der von den Globuli abschwörenden Ärztin ein rotes Tuch. Sie sehen in ihr eine Wölfin im Schafspelz und werden nicht müde, das bislang übliche Bild der kalten, rationalistischen, materialistischen Homöopathiekritiker warm zu halten. Deren ideologisches Welt- und Menschenbild wird allzu schnell als Moralkeule missbraucht und argumentativ ins Feld geführt, was aber meist leicht durchschaubar ist. Allein das Vertreten einer bestimmten Weltanschauung reicht noch lange nicht, um ein moralisches Urteil abgeben zu können. Diesen Fehler machen die Kämpfer wider Globuli & Co. hingegen auch, wenn sie die Homöopathiefreunde als abergläubische Verschwörungstheoretiker verunglimpfen und sie als mit reinem Zucker handelnde Betrüger beschimpfen. Wer letztlich zu verwerflicheren Handlungen neigt – der eiskalte Materialist oder der an „Geistkräfte" glaubende Homöopath –, sei dahingestellt. Letztlich geht es um Feindbilder, die konsequent aufgebaut und genährt werden müssen. Ein wichtiges Mittel dazu ist es, den Gegner ethisch-moralisch in ein schlechtes Licht zu rücken. Das ist eine bekannte Methode der psychologischen Kriegsführung, die es wohl gibt, seit sich Menschen die Schädel einschlagen (real oder im übertragenen Sinn).

Die Sache mit dem Image ist ziemlich asymmetrisch. Wenn Homöopathiekritiker (noch) mit einem ziemlich schlechten Renommee zu kämpfen haben, schwimmen die Homöopathen auf der Welle der Ganzheitlichkeit. Sie segeln unter der Flagge „Wer heilt, hat recht" und punkten mit Zuwendung, Empathie und dem Fehlen von Nebenwirkungen. Das zählt bei den Menschen mehr als ein Mangel an wissenschaftlichen Beweisen. Aber gibt es hier nicht auch Wölfe im Schafspelz? Haben die Kritiker nicht recht, wenn sie behaupten, der Glaube an die Globuli öffne Tür und Tor für Abzocke und Bauernfängerei? Geht es den Homöopathen nur um das hehre Ziel des Helfens und Heilens oder wollen sie nicht vielmehr die Leichtgläubigkeit kranker und leidender Menschen schamlos ausnutzen? Mit Hokuspokus jeglicher Art hat man es leicht, Menschen hinters Licht zu führen. Das war früher so und ist es auch heute noch. Globuli passen hervorragend in den esoterischen Mainstream unserer Zeit. Für manche sind sie irgendwie positive, geistige Heilenergie und können den lästigen Körper transformieren, der im Prozess des Aufstiegs in höhere Sphären noch hinterherhinkt. Da gibt es Atlantis-Globuli, bei deren Einnahme die Priester von Atlantis persönlich aktiv werden[76] und den leidenden Organismus in göttliche Harmonie versetzen. Und mit den Kügelchen hilft die jenseitige Priesterschaft bei allem, was einem so Probleme im Leben macht: Da gibt es Globuli fürs Reichwerden, für sexuelle Potenz, für mehr Selbstbewusstsein – und natürlich für Gesundheit. Dann gibt es eine „geistige Homöopathie",[77] die direkt aus göttlichen Quellen schöpft, ebenso „kosmische Globuli" als Transmitter aus dem Universum.[78] Der pseudo-esoterische Machbarkeitswahn gipfelt dann in sogenannten Fahroptimierungs-Globuli mit Spritspareffekt: Einfach irgendwo ins Auto legen (aber nicht in den Tank kippen!) und losfahren. Die Globuli verbinden sich dann geistig mit Fahrer und Auto. Der Preis: 120 Euro.[79] All das soll dann irgendwie Homöopathie sein, oder zumindest homöopathisch wirken. Wer solche Freunde hat, braucht keine Feinde mehr ...

Die Kritiker stürzen sich natürlich mit Freude auf solche Auswüchse wie auf ein gefundenes Fressen und behaupten:

„DAS ist Homöopathie. Homöopathen leben in einem esoterischen Paralleluniversum, führen die Leute mit okkulten Märchen hinters Licht und ziehen ihnen das Geld aus der Tasche." Oder kurz: Homöopathen haben eine Schraube locker und betrügen! Dass jene selbst erschrocken sind über solche Entgleisungen und sich klar davon distanzieren, wird nicht registriert. Es gilt: Was sich homöopathisch nennt, ist es auch. Jedoch haben die Homöopathen an dieser Entwicklung durchaus einen Teil mit Schuld. Allzu lange konnte sich die Homöopathie in einem geschützten Raum bewegen, der wenige Regeln, aber viel Freiheit kannte. Mittlerweile haben sich in diesem Raum unzählige Formen von Homöopathie entwickelt, die mitunter kaum mehr etwas mit den Ursprüngen zu tun haben. Das Abgleiten in irgendwelche Anderswelten begann schon innerhalb des homöopathischen Zirkels, und man kann nicht behaupten, die Auswüchse hätten nichts mit der Methode selbst zu tun.

In der Debatte um die Homöopathie fällt auf, dass viel moralisiert wird – auf beiden Seiten. Für die einen sind Homöopathen gefährliche Scharlatane, die kranke Menschen hinters Licht führen und dafür viel Geld einsacken. Die anderen sehen in den Kritikern nichts als die Handlanger der Pharmaindustrie, von der sie bezahlt werden und die mit deren Hilfe eine lästige Konkurrenz aus dem Weg räumen will. Und dabei gehen sie (bildlich gesprochen) über Leichen. Wer im Gegenüber nichts als die Ausgeburt des Bösen sieht, will weder einen ergebnisoffenen Diskurs führen, noch das strittige Thema ausgewogen zur Diskussion stellen. Man sieht sich zweifelsfrei im Recht und meint, dafür unangreifbare Fakten auf seiner Seite zu haben. So bleibt nur der offene Kampf mit harten Bandagen – und jeweils zurechtgebastelten Argumenten.

> Wir wollen alle auf der richtigen Seite stehen. In dem Moment, in dem man sich für eine Seite entscheidet, verliert man den klaren Blick für die andere Seite.
>
> MELANIE MÜHL, JOURNALISTIN UND BUCHAUTORIN[80]

Spezielle Fragen

Der Erfolg, den die organisierte Homöopathiekritik mit ihrer „Aufklärungsarbeit" vor allem im Medienbereich und in den sozialen Netzwerken inzwischen zu verzeichnen hat, lässt sich vor allem auf ihre professionell dargebotene Argumentation zurückführen. Sie haben ihre Kritikpunkte detailliert zusammengetragen und von wissenschaftlichen Fachleuten in ihren Reihen leicht verständlich ausformulieren lassen. Auf jede Aussage seitens der Homöopathie wurde eine Replik verfasst, die den Homöopathen kaum Luft zum Antworten lässt. Die Logik der Argumentation erscheint derart prägnant und wasserdicht, dass eigentlich jeder zu der Überzeugung kommen muss, dass das mit den Globuli einfach nicht funktionieren kann.

Die Gemeinde der Homöopathieanhänger tut sich schwer damit, auf diese Kritik angemessen zu reagieren. Jeder Versuch einer Erwiderung wird von ihren Gegnern knallhart mit dem Aufzeigen von inneren Widersprüchen, Studienergebnissen und der Unverhandelbarkeit von Naturgesetzen pariert. Nicht wenige Homöopathen oder Anhänger der Lehre Hahnemanns haben mittlerweile das Handtuch geworfen und sind aus dem Ring gestiegen. Dabei sind manche Aussagen der Kritiker durchaus gar nicht so wasserdicht, wie sie scheinen mögen. Ihre Argumente werfen durchaus auch Fragen auf, denen man nachgehen sollte, will man sich ein objektives Bild über die Homöopathie machen. Um diese Fragen soll es nun gehen.

8
WIE IST DIE FAKTENLAGE ZUR HOMÖOPATHIE?

> Halten wir einfach fest, dass das schon über 200 Jahre alte Geschäftsmodell Homöopathie nun doch noch Wissenschaftlichkeit und Redlichkeit zum Opfer fällt, wie es aussieht. Die Fakten sind schließlich so unbestreitbar wie die Existenz der Mondphasen.
>
> INFORMATIONSNETZWERK HOMÖOPATHIE[81]

> Dass die Homöopathie wirksam ist, wird jedem klar, der sich nicht nur theoretisch mit ihr beschäftigt.
>
> JOSEF GRIESSHABER, HOMÖOPATHISCHER ARZT[82]

Diese beiden Zitate verdeutlichen kurz und anschaulich die Situation in der Homöopathiediskussion. Die einen behaupten etwas, die anderen das Gegenteil. Wie so häufig, muss sich der Uneingeweihte (und sich folglich in der Materie wenig Auskennende) selbst ein Urteil bilden. Da er aber vergleichsweise wenige Ahnung hat und kaum die Möglichkeit besitzt, die Faktenlage objektiv zu prüfen, glaubt er dem, der das vertritt, was ihm persönlich am ehesten einleuchtet. Die eher rational und nüchtern Denkenden werden dem Urteil von Frau Grams und Herrn Aust zustimmen, die, die mehr für möglich halten, als das, was uns die Schulweisheit offenbart, tendieren vielleicht mehr zur Ansicht von Herrn Grießhaber. Wer von beiden hat aber wirklich die Fakten auf seiner Seite?

Fakten sind Totschlagargumente. Mit ihnen kann man jede Diskussion kurz machen und feststellen: So ist es, Punkt! Fakten sind schließlich Tatsachen, die objektiv zutreffen und richtig sind. Dann gibt es natürlich noch die alternativen Fakten, die nur so tun, als seien sie richtige Fakten. Sie sind das, was daherkommt wie ein Fakt, aber nachweislich keiner ist. Wenn zwei, die Konträres behaupten, vorgeben, jeweils die Fakten für sich beanspruchen zu können, dann muss der andere alternative Fakten benutzen – oder schlicht lügen. Wer aber lügt in der Diskussion um die Globuli?

In der objektiven Welt der Naturwissenschaften hat man es mit der Faktenlage vergleichsweise leicht. Das Normalhöhennull der Zugspitze liegt bei 2962,06 Metern, die maximale Tiefe des Bodensees liegt bei 251 Metern und unser Sonnensystem besitzt acht Planeten. Das sind alles überprüfbare und absolut richtige Tatsachen – halt, bis auf das letzte Beispiel. Bis 2006 hatte unser Sonnensystem genau neun Planeten. Der äußerste, Pluto, wurde gestrichen. Also war die Faktenlage 2006 eine andere als heute. Im Gegensatz zu den physikalischen Werten gehört die Anzahl der Planeten zu einer ganz anderen Kategorie von Fakten. Man könnte sie „Definitions-Fakten" nennen im Gegensatz zu den harten „Messungs-Fakten".

Bei der ersten Kategorie definiert der Mensch den Rahmen, in welchem etwas bestimmt werden soll, in der zweiten misst er etwas von der Natur Vorgegebenes, was sich durch Überprüfung sicher bestätigen lässt. In der ersten Kategorie können sich die Verhältnisse und die daraus hergeleiteten

Fakten ändern, in der zweiten nicht. Man könnte noch eine dritte Kategorie aufmachen und diese vielleicht „Beobachtungs-Fakten" nennen. Sie ähneln den „Messungs-Fakten", beziehen sich aber nicht auf einzelne physikalische oder chemische Gegebenheiten, sondern sie haben komplexere Dinge zur Grundlage. Ein aktuelles Beispiel hierfür wäre die Situation des Klimawandels. Da werden Daten gesammelt, Studien gemacht und Modelle erstellt – alles auf neuestem wissenschaftlichem Stand. Es wird also exakt und genau beobachtet, um daraus verlässliche Aussagen zu machen. So entstehen die „Fakten zum Klimawandel". Da sie wissenschaftlich korrekt erstellt wurden, gelten sie als richtig. Doch auch sie sind nicht unumstößlich. Aktuellere Daten können andere Aussagen nach sich ziehen. So weit, so gut. Was aber hat das mit der Homöopathie zu tun?

Der Homöopathiekritiker stellt die flapsige Behauptung auf: Nix drin, nix dran! Der erste Teil der Aussage ist absolut richtig. In homöopathischen Mitteln (wenn sie einen gewissen Verdünnungsgrad besitzen) lässt sich kein Molekül des Ausgangsmaterials mehr finden. Er kann für die Diskussion also einen eindeutigen „Messungs-Fakt" anbieten. Daraus folgert er, dass entsprechend auch nichts wirken kann. Nun, diese Schlussfolgerung ergibt sich natürlich nicht direkt aus der Messung, sondern aus seiner Interpretation des Ergebnisses. Das Messergebnis lässt diese Schlussfolgerung für sich genommen nicht zu, sondern lediglich sein Schluss: Wo nichts drin ist, kann pharmakologisch nichts wirken. Dieses, des

Kritikers Resümee, stützt sich auf das schon beschriebene materialistisch-naturalistische Weltbild, das den modernen Naturwissenschaften zugrunde liegt. Es begründet sich mit dem wissenschaftlichen Realismus. Kurz zusammengefasst: Dass in hochverdünnten homöopathischen Mitteln kein Molekül des Ausgangsstoffes mehr enthalten ist, ist ein nicht widerlegbarer „Messungs-Fakt". Die Interpretation: „Deshalb wirkt Homöopathie nicht" gilt nur als zweifelsfreie Tatsache, wenn das materialistisch-naturalistische Weltbild zugrunde gelegt wird und dessen wissenschaftstheoretische Grundlagen zeitlos gültig und zweifelsfrei richtig sind. Es ist also (um das mit den Kategorien noch etwas mehr auszureizen) eine Art „Wenn-dann-Fakt".

Da das materialistisch-naturalistische Wissenschaftsverständnis heute sozusagen ein allseits akzeptiertes Standardmodell ist, dürften die meisten Wissenschaftler und wissenschaftlich denkenden Normalbürger die Schlussfolgerung des Homöopathiekritikers nachvollziehen können und für sich als Fakt anerkennen. Also: Nix drin, nix dran! Allerdings muss dann auch klar sein, dass man die Ebene des rein durch Messung experimentell Nachprüfbaren verlässt und eine wissenschaftsphilosophische Deutung mit hinzukommt. Der Fakt „Nix drin, nix dran" steht somit nicht auf gleicher Ebene wie etwa der Fakt „Die Erdatmosphäre besteht zu 20,9 Prozent aus Sauerstoff". Damit verliert es seine absolute Gültigkeit.

Nun war vorhin noch die Rede von sogenannten „Beobachtungs-Fakten". Auch diese spielen in der Faktenlage zur Homöopathie eine wichtige Rolle, sind vielleicht noch bedeutsamer. Wenn man beurteilen will, ob Homöopathie wirkt, muss man zur Beobachtung übergehen, die Messebene allein genügt nicht. Die Beobachtung braucht nicht die Hinzunahme einer philosophischen Denkrichtung und deren Vorgaben. Das ist ein Vorteil. Aber diese Ebene hat auch ihre spezifischen Schwierigkeiten und Probleme. Will man aus einer Beobachtung Fakten ableiten, müssen die Beobachtungen ausgesprochen stichhaltig sein. Dazu müssen sie exakt und nach wissenschaftlichen Standards erhoben werden. Die bloße Beobachtung, dass mir eine Pille bei meinem gesundheitlichen Problem geholfen hat, sagt nicht viel aus und man kann daraus keinen Fakt ableiten. Das gilt natürlich auch für Globuli und andere homöopathische Medikamente. Genau da setzen die Homöopathiekritiker an. Sie werfen den Homöopathen vor, nur einzelne Beobachtungen vorzubringen, die keinerlei wissenschaftliche Aussagekraft haben. Sie verlangen hochwertige klinische Studien, mit denen man beobachten, aber auch messen kann. Und schon kommt es wieder zum Schlagabtausch: Gegner sagen, es gäbe solche Studien nicht, Befürworter antworten, solche seien sehr wohl vorhanden. Lassen wir diesen Widerspruch vorerst so stehen.

Eine offene Frage ist jedoch, ob Beobachtungen aus der Praxis, also dem konkreten medizinischen Alltag, grundsätzlich nicht als Fakten anzusehen sind. Ist der Satz von Dr. Grieshaber, dass eine Wirksamkeit der Homöopathie klar ersichtlich ist, wenn man die Methode aus der Praxis heraus bewertet, nicht stichhaltig? Sind berichtete Heilerfolge keine Fakten, sondern Fakes? Sicher, einzelne Beobachtungen („Anekdoten") belegen wissenschaftlich nichts. Wie verhält es sich aber bei einer Vielzahl gleichartiger Beobachtungen, die möglicherweise über Jahrzehnte hinweg gemacht wurden, und das von Anwendern auf allen Kontinenten? Bei der Homöopathie reichen solche Beobachtungen rund 200 Jahre zurück. Vom wissenschaftlichen Standpunkt aus mag auch eine Fülle solcher Beobachtungen wenig bis nichts aussagen. Ob eine einzelne Beobachtung gemacht wurde oder Tausende: Es werden keine Fakten draus. Somit können die Homöopathen noch so viele erfolgreiche Fallbeispiele bringen, die organisierte Homöopathiekritik interessiert das nicht. Damit könnten die Kritiker rein wissenschaftlich recht haben, ob diese Haltung aber auch vernünftig ist, sei dahingestellt. Eines aber sollte klar sein: In der Wissenschaft gibt es weder eine reine Wahrheit noch reine Fakten. Alles, was als Fakten vorgebracht wird, und keine rein mathematische, physikalische oder chemische Basis hat, *„sind Interpretationen von Daten, die selbst hinterfragt werden können".* (Johann-Mattis List)[83] – und die sich jederzeit ändern können. Darauf sollte man klugerweise keine wissenschaftliche Wahrheit aufbauen.

Fakten sind kastrierte Wahrheiten.
KHALIL GIBRAN, DICHTER UND MALER[84]

9
Was sagen Studien über die Homöopathie aus?

> Diese Globuli haben keine aktiven Wirksubstanzen. Wenn man sie gegen Placebo testet, ist da nichts dran. Da gibt's tausend Studien. Wir müssen das nicht weiter untersuchen. Das ist längst klar.
>
> Eckart von Hirschhausen, Arzt, Kabarettist und Homöopathiekritiker[85]

Für jeden Homöopathiekritiker ist klar: Alle Studien belegen, dass Globuli nicht besser wirken als Placebo. Also haben sie keine spezifische Wirkung, sprich, sie sind unwirksam. Diese Aussage ist zum Credo der organisierten Homöopathiekritik geworden, erscheint sie doch wie ein unumstößlicher Fakt. Wer dies anzweifelt, leugnet Fakten – wohl *die* Todsünde in unserer naturwissenschaftlich geprägten Welt. Man tut so, als stünden Fakten für Wahrheit. Wohlgemerkt, die Homöopathiekritik tut nur so – denn sie weiß ganz genau, dass die Studienlage zu einem Thema gleich welcher Art mit Wahrheit gar nichts zu tun hat, sondern höchstens eine gewisse Annäherung an diese bringen kann – nicht mehr und nicht weniger. Aber das ist Insiderwissen. Für die Argumentation nach außen reicht es, dass man die Aussage so verpackt, dass der Eindruck entsteht: Die Sache ist eindeutig und damit geklärt, somit brauche es – um mit Eckart von Hirschhausen zu sprechen – auch keiner weiteren Erörterung mehr. Also, Thema beendet. Ist dem wirklich so?

In der modernen Medizin spielen klinische Studien eine zentrale Rolle. Sie sind notwendig, damit neue Arzneimittel auf den Markt kommen können. Nur Homöopathie und andere Verfahren der sogenannten „Besonderen Therapierichtungen" sind hiervon teilweise ausgenommen. In solchen Studien werden Wirksamkeit und Verträglichkeit neuer Medikamente getestet. Es gibt zwei große Gruppen von klinischen Studien, die Interventionsstudien und die Beobachtungsstudien. Bei Interventionsstudien erhalten die Teilnehmer eine spezielle Behandlung („Intervention"). Nach einer gewissen Zeit wird der Effekt einer solchen Therapie untersucht. Bei Beobachtungsstudien werden die Studienteilnehmer nicht gezielt behandelt, sondern über eine gewisse Zeit bei normaler Lebensführung beobachtet.

Will man speziell die Wirksamkeit eines Arzneimittels überprüfen, macht man Interventionsstudien. Das anerkannt beste Studiendesign in dieser Gruppe ist die randomisierte kontrollierte Studie (RCT). Sie gilt heute als Goldstandard, wenn es um die Frage geht, wirkt ein Medikament oder wirkt es nicht. Da einzelne Studien (auch hochwertige RCTs) die Gefahr von Verzerrungen und Ungenauigkeiten nicht ausschließen können, macht man sogenannte Metaanalysen. In diesen werden zahlreiche Einzelstudien zusammengefasst und statistisch ausgewertet, um sich ein verlässliches Urteil bilden zu können. Zudem führt man systematische Übersichtsarbeiten durch, sogenannte Reviews, um das verfügbare Wissen über einen Sachverhalt zusammenzutragen.

RCTs wurden auch mit homöopathischen Medikamenten durchgeführt, ebenso Metaanalysen und Reviews. Homöopathen und ihre Kritiker interpretieren deren Ergebnisse jedoch vollkommen verschieden. Für die einen bestätigen zahlreiche Studien, dass Homöopathie wirkt, die anderen sagen, keine einzige verlässliche Studie gebe einen Hinweis auf eine spezifische Wirksamkeit von Globuli & Co. Wie ist es möglich, die Studienlage derart unterschiedlich zu beurteilen?

Die von den Homöopathiekritikern lange vorgebrachte Aussage, keine Studie hätte je ergeben, dass Homöopathie wirksamer sei als Placebo, gilt heute als widerlegt. Die Leiterin des INH, Natalie Grams, musste diese Behauptung in der zweiten Auflage ihres Buches „Homöopathie neu gedacht" revidieren.[86] Jetzt spricht man in den Reihen der organisierten Homöopathiekritik nur noch von „keinen guten Studien".

Seit man mit kontrollierten Studien begonnen hatte, fand sich in überraschend vielen eine signifikante Überlegenheit von Homöopathie gegenüber Placebo. Bis Ende 2014 gab es 104 placebokontrollierte klinische Studien zur Homöopathie, die (nach vorheriger Begutachtung durch unabhängige Gutachter) in anerkannten Fachzeitschriften veröffentlicht wurden. 41 Prozent der Studien fielen für die Homöopathie positiv aus, lediglich 5 Prozent negativ. Beim größten Teil (54 Prozent) war eine sichere Einschätzung nicht möglich.[87] Wohl kann man davon ausgehen, dass die Zahl der positiven Studien durch Zufallsbefunde oder selektive Veröffentlichung (unpassende Studien landen in der Schublade ...) verzerrt sein kann, doch dürften, selbst unter Berücksichtigung dieser Verzerrungen, überdurchschnittlich viele der Studien positiv für die Homöopathie ausgefallen sein.

Das überraschte in der Fachwelt. Man fertigte Reviews und Metaanalysen an, aber auch dort gab es positive Effekte – nicht immer, aber häufiger, als man als „Zufallsbefund" erwarten konnte. Im Laufe der Jahre verfeinerten sich die Studiendesigns immer mehr, sodass die Zuverlässigkeit der RCTs größer wurde. Was die Homöopathiestudien betraf, konnte man die Tendenz feststellen, dass sich bei neueren, hochwertigen Studien die positiven Effekte der Homöopathie verringerten, kurz: Je besser eine Studie, desto weniger positiv ist sie für die Homöopathie. So jedenfalls interpretieren die Homöopathiekritiker diese Beobachtung.

Da Einzelstudien für sich genommen zu unsicher für eine definitive Beurteilung sind, wurden auch in neuerer Zeit die verfügbaren Studien in Metaanalysen zusammengefasst und statistisch ausgewertet. Diese kamen in der Regel zur Einschätzung, dass homöopathische Arzneimittel keine spezifische Wirkung besitzen und einem Placebo vergleichbar seien. So gesehen liegen die Homöopathiekritiker mit ihrer Überzeugung richtig. Allerdings muss man bedenken, dass Studien, die nicht nach den neuesten Kriterien als hochwertig zu bezeichnen sind, nicht per se falsch sein müssen. Ihre Aussagekraft ist geringer, ob sie dadurch aber völlig unbrauchbar sind, wie von manchen Kritikern behauptet wird, kann durchaus angezweifelt werden.

Überraschen mag den nicht in die Materie Eingeweihten, wie viele Studien in Metaanalysen zur Homöopathie überhaupt konkret bewertet wurden. Eigentlich müsste man meinen, dass es sehr viele sind. Aber das Gegenteil ist der Fall. Dazu ein paar interessante Zahlen: Eine Metaanalyse von Ernst aus dem Jahre 2000 zog 89 Studien heran, bewertete davon aber nur fünf. Die Metaanalyse von Cucherat, ebenfalls von 2000, nahm sich 118 Homöopathiestudien vor, bewertete davon aber auch lediglich fünf. 2005 erschien eine Analyse von Egger und Shang, die sich auf 110 Studien bezog, von denen ausschließlich acht in die Auswertung einflossen. Der neueste Bericht ist die Analyse des australischen Gesundheitsforschungszentrums NHMRC von 2015. Es untersuchte 176 Studien, zog aber hiervon nur fünf für die Auswertung heran. Alle diese ausgewählten Studien kamen einhellig zu dem Schluss, dass Homöopathie keine spezifische Wirkung hat, die über den Placeboeffekt hinausgeht.[88] Hätte man bei diesen Analysen alle zur Verfügung stehenden Daten verwendet, wäre das Ergebnis ganz anders ausgefallen. Dann wäre bei allen vier Metaanalysen eine klare Wirksamkeit der Homöopathie bestätigt worden. Vor diesem Hintergrund ist es nicht verwunderlich, dass der Weltverband der homöopathischen Ärzte (LMHI) 2015 zu dem Ergebnis kam: „Homöopathie hat eine spezifische Wirkung größer als Placebo." [89]

Ein solch selektives Vorgehen bei der Erstellung von Metaanalysen zur Homöopathie erscheint sehr seltsam. Das wunderte auch Robert G. Hahn, Professor an der Universität Linköping in Schweden. Er untersuchte 2013 die damals veröffentlichen Metaanalysen zur Homöopathie und kam zu dem Schluss, dass über 90 Prozent der klinischen Studien außer Acht gelassen werden müssen, um zu dem Ergebnis zu kommen, Homöopathie hätte keine spezifische Wirkung.[90] Doch für das Aussortieren von Studien gibt es eine plausible Erklärung. Metaanalysen, die alle verfügbaren Studien zusammennehmen und auswerten, haben den Nachteil, dass damit minderwertige Studien den gleichen Stellenwert bekommen wie hochwertige. Das kann das Ergebnis natürlich verfälschen. So gibt es auch in der Homöopathie Studien, die man getrost als „Wald-und-Wiesen-Studien" bezeichnen darf und die nur eine sehr beschränkte Aussagekraft besitzen. Solche aus einer Metaanalyse auszuklammern und nur die zu verwenden, die hohen Standards genügen, ist durchaus sinnvoll.[91] Dazu muss man aber Kriterien erstellen, mit denen sich hochwertige Studien von geringwertigen unterscheiden lassen. Solche Ausschlusskriterien wurden auch bei den angeführten Metaanalysen verwendet. Wenn bei ihnen über 90 Prozent der Studien schon zu Beginn aussortiert wurden, dann mussten die entsprechenden Kriterien wohl „sehr hart" formuliert gewesen sein – was bei „gewöhnlichen Arzneimitteln" nicht immer der Fall ist. So wurde 2018 eine Metaanalyse zu Antidepressiva veröffentlicht, die über 500 Studien umfasste. 78 Prozent dieser Studien wurden von Pharmaunternehmen finanziert. Die Autoren selbst erkannten bei fast 90 Prozent der Studien ein mäßiges bis hohes Verzerrungspotenzial. Durch fehlenden Zugriff auf Einzeldaten war es ihnen auch nicht möglich, die Wirksamkeit oder Akzeptanz von Antidepressiva in Anhängigkeit des Alters, Geschlechts, der Schwere der Symptome oder Krankheitsdauer auszuwerten.[92] Trotzdem wurde die Metaanalyse in der anerkannten Fachzeitschrift Lancet publiziert und weltweit als Beleg für die Wirksamkeit von Antidepressiva dargestellt.[93]

Wer eine Metaanalyse plant, erstellt zuvor eine Art Programm, wie diese konzipiert sein soll. Dabei werden auch die Kriterien formuliert, die zum Ausschluss einer Studie aus der Bewertung führen. Gründe hierfür können z. B. eine zu geringe Teilnehmerzahl sein oder methodische Schwächen im Studiendesign. Je nachdem wie diese Stellgrößen formuliert sind (d.h. wie hoch die Messlatte für die Studien gelegt wird), umfasst die Analyse mehr oder weniger Einzelstudien. Im Fall aller Metaanalysen zur Homöopathie blieben letztlich nur ein, zwei Handvoll Studien übrig. Gerade die Metaanalyse von Egger und Shang und der australische Bericht des NHMRC wurden diesbezüglich auch kritisiert, nicht nur von homöopathischer Seite.

So berichtet die Egger/Shang-Analyse von 21 höherwertigen Studien zur Homöopathie, die Autoren berücksichtigten letztlich aber nur die acht mit der höchsten Teilnehmerzahl. Welche das waren, wurde nicht mitgeteilt. Ebenso wenig blieb kaum nachvollziehbar, weshalb es gerade diese acht Studien waren. Zudem hätte das Austauschen nur einer der acht letztlich berücksichtigten Studien genügt, um das Ergebnis der ganzen Metaanalyse zugunsten der Homöopathie zu verändern. Aufgrund solcher „Ungereimtheiten" wurde die Analyse von anderen Forschern nochmals bewertet, die zu dem Schluss kamen, dass die Metaanalyse nur bedingt aussagekräftig sei und man durch sie nicht das Resümee ziehen könne, Homöopathie sei definitiv nicht wirksam.[94]

Noch deutlicher war die Kritik am australischen Homöopathiebericht. Von homöopathischen Fachgesellschaften wurden hierin 14 schwerwiegende Mängel beanstandet. Sie sahen in ihm eine klare Täuschung der Öffentlichkeit. So seien in der Arbeit gar keine RCTs zur Beurteilung gekommen, es seien nur englischsprachige Studien berücksichtigt und alle Studien mit weniger als 150 Teilnehmern ausgeklammert worden – eine Größe, die sonst unüblich sei und die man wohl willkürlich festgelegt habe. Im Gegensatz zu den Richtlinien des NHMRC war in der Kommission, die sich mit dem Bericht beschäftigte, kein Experte für Homöopathie zugelassen. Gleichzeitig war deren Präsident Mitglied der australischen Skeptikervereinigung „Friends of Science in Medicine". Hauptkritikpunkt war allerdings die Tatsache, dass der Bericht zweimal gemacht wurde. Der erste Bericht wurde 2012 verfasst, der zweite 2015. Dies wurde allerdings erst bekannt, als die australische Homöopathenvereinigung bei der NHMRC Akteneinsicht verlangte. Als Erklärung gab das NHMRC bekannt, der erste Bericht sei von schlechter Qualität gewesen. Dem widersprach Professor Fred Mendelsohn, der als Mitglied des NHMRC-Expertenausschusses den Review-Prozess überwachte, und sprach von überzeugender Gründlichkeit, Stringenz und Systematik dieses Berichts. Wörtlich stellte er fest: *„Diese Überprüfung wurde hervorra-*

gend durchgeführt und die Ergebnisse werden auf systematische, objektive und überzeugende Weise präsentiert." [95]

Dieser erste Bericht wird bis heute unter Verschluss gehalten. Inzwischen haben die australischen Homöopathen eine offizielle Beschwerde beim Bürgerbeauftragten des Commonwealth eingereicht. Deren Ziel ist es, den ersten Bericht der Öffentlichkeit zugänglich zu machen. Natürlich wurden diese Einwände vom Informationsnetzwerk Homöopathie postwendend zurückgewiesen. Alles sei mit rechten Dingen zugegangen und jegliche Kritik sei unberechtigt. Nur: Wer von den vielen Uneingeweihten kann definitiv und zweifelsfrei feststellen, wer hier im Recht ist? Wohl die wenigsten.

Weiterhelfen kann vielleicht die Frage, zu welcher Kategorie der im vorigen Kapitel definierten Fakten die Studien zur Homöopathie gehören. „Messungs-Fakten" sind sie sicherlich nicht im Sinne der Bestimmung physikalischer Größen. Viel eher handelt es sich um „Beobachtungs-Fakten", die komplexe Systeme empirisch untersuchen und Daten erheben, die gedeutet werden können. Dies ist der Fall bei den kontrollierten Studien, den RCTs. Da wie gesehen einzelne Studien für sich genommen noch keine klare Aussage erbringen können, fasst man die Studienlage zusammen und erstellt Reviews und Metaanalysen. Hierzu aber müssen Vorgaben und Kriterien erstellt werden, die genau definiert sein müssen. Somit gehören Reviews und Metaanalysen eigentlich zu den „Definitions-Fakten" oder den „Wenn-dann-Fakten". Deren Ergebnisse werden durch den Filter der Rahmenbedingungen bedingt. Werden diese verändert, verändert sich meist auch das

Ergebnis. Da Homöopathiekritiker sich argumentativ meist auf Reviews und Metaanalysen beziehen, ist ihre Schlussfolgerung, dass Homöopathie nicht spezifisch wirksam ist, auf einer nicht ausgesprochen robusten Faktenlage aufgebaut. Das wissen auch die Homöopathiekritiker. Das Analysieren und Auswerten von Studiendaten ist eine heikle Angelegenheit. Man kann noch so bemüht sein, die Fehlerwahrscheinlichkeit so gering wie möglich zu halten, es wird nie ganz gelingen. So muss Inge Hüsgen, die Chefredakteurin der GWUP-Zeitschrift „Skeptiker", eingestehen: *„Daten sprechen nicht für sich, sie müssen interpretiert werden. Doch bei der Auswertung schleichen sich leicht typische Fehler ein."* [96] Wenn das in der Wissenschaft allgemein bekannt ist, müsste man eigentlich alle Studien vorsichtiger interpretieren, als es heute allgemein geschieht. Als harte und nicht anzuzweifelnde Fakten scheiden sie jedenfalls eindeutig aus.

Das ist nun im Umkehrschluss auch kein Punkt für die Homöopathie. Denn auch sie arbeitet mit nicht gerade belastbaren Fakten, wenn sie sich darauf beruft, es gäbe viele gute Studien, die eine Wirksamkeit von Globuli bestätigen würden. Alles spielt sich auf der Ebene von Definitionen ab. Und diese stellt der Mensch auf – ein, wie wir alle wissen, ganz und gar nicht fehlerfreies Wesen. Studien in der Medizin sind ein Janusgesicht. Eindeutig sind sie eigentlich nie. Das weiß auch Richard Bergström, der Geschäftsführer des europäischen Pharmalobbyverbandes EFPIA: *„Das Schöne und das Frustrierende an der Wissenschaft ist, dass eine Studie eins ergibt und eine andere Studie etwas anderes."* [97]

Für die Pharmaindustrie ist das von Vorteil, solange man die Macht hat, „das Schöne", das wissenschaftliche Studien ergeben, immer in den Vordergrund zu stellen und „das Frustrierende" zu unterdrücken.

Wie ist also die Studienlage zur Homöopathie einzuschätzen? Man kann wohl das Resümee ziehen, dass weder die Homöopathen noch ihre Kritiker die aktuelle Studienlage als „Beweis" für ihre jeweilige Position heranziehen können. Einerseits gibt es einfach zu wenige als hochwertig anerkannte Studien zur Homöopathie, um die Sache als klar entschieden erklären zu können. Andererseits sind noch zu viele Fragen offen, z. B. ob die kontrollierten klinischen Studien für ein solch spezielles Heilverfahren wie die Homöopathie überhaupt das geeignete Format darstellen oder ob nicht ganz andere notwendig sind. Eckart von Hirschhausens „tausend Studien", die alle belegen sollen, dass an der Homöopathie nichts dran ist, sind jedenfalls eine Fata Morgana. Und sein Fazit, es sei in Sachen Globuli alles klar und man brauche sich wissenschaftlich nicht mehr weiter mit ihnen auseinandersetzen, kann wohl als kritiklose Übernahme der Positionen des Informationsnetzwerk Homöopathie angesehen werden, dem er nahesteht und das er zu seinem persönlichen „Club der Visionäre" einer zukünftigen Medizin zählt.[98]

> Mit Statistiken ist es wie mit Landkarten. Es handelt sich um den Versuch, Realität in stark vereinfachter Form abzubilden. Statistiken zeigen jedoch ebenso wie Landkarten keine Realität an sich.
> RAINER LÜDTKE, DIPLOM-STATISTIKER[99]

10
Hat die Homöopathie keine Evidenz?

> Die Prinzipien der Homöopathie stehen im Gegensatz zu den Prinzipien der evidenzbasierten Medizin, die auf den Ergebnissen medizinischer und anderer naturwissenschaftlicher Forschungen basieren: Chemie, Physik, Biologie und Physiologie.
>
> RUSSISCHE AKADEMIE DER WISSENSCHAFTEN, 2017[100]

Wie in vielen wissenschaftlichen und gesellschaftlichen Bereichen geht es auch in der Medizin immer mehr um Qualitätssicherung. Es sollen ein optimales Arbeiten und Anwenden ermöglicht und Fehler tunlichst vermieden werden. Gerade in der Medizin ist dieses Anliegen besonders wichtig, geht es doch um nichts Geringeres als um die Gesundheit des Menschen. Diesem Ziel hat sich die evidenzbasierte Medizin (EbM) verschrieben. Sie ist ein vergleichsweise junger Zweig innerhalb der Medizin und wurde Mitte der 1990er-Jahre etabliert. Bis heute ist sie mehr und mehr zur Grundlage des praktischen medizinischen Handelns geworden.

In der EbM ist man bestrebt, jedem Patienten die bestmögliche Therapie zukommen zu lassen. Im Zentrum steht dabei die Bewertung medizinischer Leistungen nach belegter Wirksamkeit. Man kann die evidenzbasierte Medizin auch als beweisgestützte Medizin betrachten. EbM will dabei helfen, dass tatsächlich wirksame Therapien angeboten und unwirksame ausgeklammert werden. Sie definiert sich selbst als der

„gewissenhafte, ausdrückliche und umsichtige Gebrauch der aktuell besten Beweise für Entscheidungen in der Versorgung eines individuellen Patienten".[101] In der EbM wird also der aktuelle Stand der klinischen Medizin zur Bewertung einer medizinischen Leistung oder eines Medikamentes herangezogen. Basis hierfür bilden vor allem hochwertige klinische Studien – aber nicht nur.

Die evidenzbasierte Medizin beruht auf drei Säulen: 1. auf der externen Evidenz, 2. auf der klinischen Expertise und 3. auf den Vorstellungen und Wünschen des Patienten. Im ersten Bereich geht es um die klinischen Studien, im zweiten um die praktischen Erfahrungen des behandelnden Arztes und im dritten um die Umsetzung des aus Studienlage und klinischer Erfahrung gewonnenen Wissens im Kontext der Individualität des Patienten. Im Laufe der letzten Jahre hat sich immer mehr gezeigt, dass sich der Schwerpunkt des Arbeitens in der EbM auf den Bereich der externen Evidenz (also den Studien und ihrer Beurteilung) verlagert hat. Manche sehen in ihr den einzig verlässlichen Zugang zu einer optimalen medizinischen Versorgung. Andere mahnen, dass durch die Konzentration auf die Studien (externe Evidenz) und die Vernachlässigung von ärztlicher Erfahrung und Patientenbedürfnissen eine Schieflage entstehe und die persönliche Urteilskraft des Arztes im medizinischen Handeln verloren gehe. Letztlich würden statistische Qualitäten über menschliche Qualitäten gestellt. *„Wer es anders sieht",* meint dazu der Philosoph Otfried Höffe, *„erliegt einem medizinisti-*

schen Fehlschluss. Er hält den bloßen Mediziner, den Heiltechniker, schon für den Heilkundigen, für einen Arzt." [102]

Was hat das nun mit Homöopathie zu tun? Auch die Homöopathie muss sich den Kriterien der evidenzbasierten Medizin stellen, will sie ihre Stellung in der Medizin behalten. Das aber ist kein leichtes Unterfangen, manche halten es für gar unmöglich, dass die Homöopathie jemals „das OK" der evidenzbasierten Medizin erhalten wird. Dass sie es bis heute nicht erhalten hat, zeigt (zum Leidwesen der Homöopathen), dass sie die Voraussetzungen hierfür derzeit scheinbar nicht erfüllen kann. Dazu ist die Datenlage zu hochwertigen Studien, Reviews und Metaanalysen einfach nicht belastbar genug. Daraus meint Natalie Grams ableiten zu können: *„Es gibt keine Evidenz jenseits der wissenschaftlichen Medizin.*" [103] Aber: Gelten zur Beurteilung der Evidenz einer Medizin ausschließlich die verblindeten, randomisierten und kontrollierten Studien, die RCTs also? Hier kommen wir wieder zum zentralen Streit zwischen den Homöopathen und ihren Kritikern. Wie wir schon in anderen Zusammenhängen sehen konnten, sagen die einen „Nein" und die anderen „Ja". Was sagt die EbM dazu?

Zum Streit über die Globuli zunächst gar nichts. Aber sie kennt zur Frage nach der belegten Wirksamkeit kein einfaches Ja oder Nein. Es gibt kein „Evidenz bewiesen" und „Evidenz widerlegt". Es gibt Abstufungen, die man „Evidenzgrade" nennt. Wenn man diese kennt und die Homöopathie entsprechend einordnet, sieht man, dass die Aussage „Homöopathie hat keine Evidenz" falsch ist.

Zur Einstufung der Evidenz klinischer Studien benutzt man verschiedene Klassifikationen. Meist verwendet man vier Grade: die Evidenzklassen 1 bis 4 mit einigen Untergruppen. Allgemein kann man sagen, dass die Evidenz von Klasse 1 zu 4 abnimmt. Dadurch entsteht eine „Evidenzhierarchie": Studien der Klasse 1a (Metaanalysen von mehreren randomisierten, kontrollierten Studien) haben die höchste Evidenz und damit die höchste und sicherste Aussagekraft. In Klasse 4 sind Expertenmeinungen, Berichte von Expertenkommissionen bzw. klinische Erfahrungen anerkannter Autoritäten eingestuft. Sie haben den geringsten Wert, wenn es um die Beurteilung geht. Dazwischen liegen die Grade 1b bis 3, die andere klinische Studien umfassen, die nicht den höchsten Grad erreichen. Dazu gehören einzelne kontrollierte klinische Studien oder Beobachtungsstudien. Wie lässt sich die Homöopathie hier einordnen?

Diese Frage wirft Probleme auf. Denn es geht um die Einschätzung der Studien, die (wie wir im vorherigen Kapitel gesehen haben) recht unterschiedlich sein kann. Die Klasse 1a wird nicht erreicht, weil die durchgeführten Metaanalysen negativ ausfielen. Dass man das negative Urteil jeweils kritisch hinterfragen kann, war zuvor ebenfalls schon Thema. In die Klassen 1b bis 3 aber lassen sich viele positive Studien zur Homöopathie einordnen, deren Qualität nicht zu beanstanden ist. Also geht es nur um den Status des höchsten Evidenzgrades, den die Homöopathie verpasst. Muss sie aber den höchsten Grad erreichen, um allgemein akzeptiert zu werden? Nach Einschätzung der Homöopathiekritiker unbedingt. Damit haben sie durchaus recht.

Wenn es um die zentrale Frage geht, ob Globuli eine spezifische Wirkung haben, die eindeutig über die von Placebos hinausgeht, braucht es klare Aussagen aus mehr als einer Metaanalyse von hochwertigen, randomisierten und kontrollierten Studien. Für diesen Beleg ist eine Evidenzklasse 1a zwingend nötig. Andere Studien, wie z.B. Beobachtungsstudien, können einen solchen Beleg nicht erbringen, weil der untersuchte Sachverhalt bei ihnen ein anderer ist. Das wird man in Homöopathiekreisen nicht abstreiten können. Deshalb ist es absolut nachvollziehbar, wenn die organisierte Homöopathiekritik auf die Klasse 1a besteht. Darauf berufen sie sich auch, wenn sie behaupten: Der Homöopathie ist es nicht gelungen, ihre Wirksamkeit wissenschaftlich zu belegen. So weit so gut. Was aber ist dann mit den Studien in tieferen Klassen? Braucht es sie überhaupt noch und was sagen sie aus?

Diese Studien braucht es nicht, sagen die Kritiker, denn sie sagen nichts aus, was für die Beurteilung der Homöopathie wichtig wäre. Klinische Studien bringen „harte Daten" für die Beurteilung, ob z. B. eine Therapie oder ein Arzneimittel spezifisch wirksam ist oder nicht. Bei Beobachtungsstudien handelt es sich eher um „weiche Daten", die einen größeren Kontext umfassen. Man hat z. B. Menschen, die homöopathisch behandelt werden, über einen langen Zeitraum beobachtet und Daten zu ihrer gesundheitlichen Situation erhoben. Im Gegensatz zu den RCTs, die sozusagen unter künstlichen Laborbedingungen stattfinden, untersucht man bei solchen Studien die Wirkung direkt im Alltag und über längere Zeit. Solche Beobachtungsstudien sind für die Homöopathie im Vergleich zu den kontrollierten Interventionsstudien fast durchgehend positiv. Eine Einordnung der Homöopathie wäre diesbezüglich durchaus zwischen den Graden 2 und 3 möglich – aber eben nicht mehr.

Für die Kritiker sind Beobachtungsstudien zur Homöopathie unwissenschaftlich und bedeutungslos. Dass es Homöopathiepatienten durch die Behandlung besser gehe, sie eine bessere Lebensqualität aufweisen oder weniger konventionelle Medikamente benötigen, habe nichts mit den Globuli zu tun, sondern sei durch andere Gründe erklärbar. So sprechen sie dann auch von „Scheinstudien", die in die Irre leiten können.[104] Nun ist es aber für die eigentlich Betroffenen, die kranken Menschen, unerheblich, ob ein Medikament oder eine Therapie die Evidenzklasse 1a, 2 oder 3 aufweist, wenn sie dadurch potenziell positive Effekte erzielen können, die von Beobachtungsstudien belegt werden. Man kann sich durchaus die Frage nach dem Verhalten von Patienten angesichts der Evidenz der Homöopathie stellen. Wie entscheiden sie sich, wenn man ihnen die Lage der Evidenz klarmacht? Wenn sie wüssten, dass es keinen wissenschaftlichen Beleg für die Wirksamkeit der Globuli gibt, dafür aber einen für positive Veränderungen der gesundheitlichen Situation, die aber nicht unbedingt mit den Globuli direkt zusammenhängen müssten. Wie viele würden eine Behandlung ablehnen, wie viele würden einwilligen?

Schließlich muss noch festgehalten werden, dass die evidenzbasierte Medizin auch ihre Schwachpunkte hat und keineswegs unumstritten ist. Sie kann durchaus negative Auswirkungen haben, vor allem, wenn sie falsch interpretiert und angewendet wird. So stellt die Deutsche Gesellschaft für Innere Medizin (DGIM) 2018 fest, dass die EbM inzwischen an ihre Grenzen stoße.[105] Die in der EbM ausgearbeiteten Leitlinien für das medizinische Handeln in verschiedenen Krankheitssituationen seien zu unausgewogen, wenn sie sich fast ausschließlich auf die RCTs bezögen. Nicht alles, was angeblich evidenzbasiert sei, halte einer kritischen Prüfung stand. Evidenzbasierte Medizin werde realitätsfern, wenn sich alles nur noch um hochwertige klinische Studien drehe. Obwohl die Grenzen und Schwachstellen der EbM schon seit Langem bekannt seien, gelte diese Art des wissenschaftlichen Erkenntnisgewinns immer noch als Maß der Dinge. Und schon 2004 hielt der Medizinethiker Urban Wiesing fest: *„Auch das Wissen, das kontrollierte klinische Studien zu liefern im Stande sind, wird nicht zu einer Therapie führen, die mit quasi mathematischer Genauigkeit ableitbar wäre."* [106]

Wie deformiert die Definition der evidenzbasierten Medizin bisweilen schon ist, zeigt das Zitat aus der Stellungnahme der Russischen Akademie der Wissenschaften vom Beginn dieses Kapitels, in der die Autoren festhalten, die Homöopathie stehe im Gegensatz zu den Prinzipien der evidenzbasierten Medizin und sie diese dann in den naturwissenschaftlichen Erkenntnissen aus z.B. Chemie und Physik verorten. Der evidenzbasierten Medizin geht es gerade nicht darum, Prinzipien und Theorien von Heilverfahren zu deren Beurteilung heranzuziehen. Die evidenzbasierte Medizin ist angetreten, die Frage, ob eine Therapie wirkt oder nicht, unvoreingenommen und ausschließlich auf Basis der gewonnenen statistischen Daten zu beurteilen. Ob ein Behandlungsverfahren plausibel erscheint oder nicht, hat für die EbM keine Bedeutung. Die Frage, *ob* eine Therapie wirkt, steht im Zentrum, nicht die Frage, *warum* sie wirkt. Evidenzbasierte Medizin hat ihre Prinzipien nicht aus den Naturwissenschaften entnommen sondern aus der Statistik. EbM hat keine chemischen, physikalischen oder biologischen Prinzipien. Leider wird diese Stellungnahme der Akademie der Wissenschaften von den Homöopathiekritikern gerne als Beleg für ihre Thesen angeführt. Mag es sein, weil sie die Grundlagen der evidenzbasierte Medizin auch so falsch einschätzen, wie die russischen Wissenschaftler?

> Nicht jede Evidenz lässt sich statistisch begründen, und nicht alle Statistiken lassen sich als Evidenz rechtfertigen.
>
> AIGNER/STEPHENS: ONKOLOGIE BASISWISSEN[107]

II
Braucht es homöopathische Studien überhaupt?

> Bei der Homöopathie wäre es so einfach,
> wenn man einfach sagen würde:
> Wo nichts ist, kann nichts wirken,
> da brauchst du keine Studie für.
>
> NATALIE GRAMS, INFORMATIONSNETZWERK HOMÖOPATHIE[108]

Eines scheint unbestritten: Evidenzbasierte Medizin braucht hochwertige klinische Studien. Wenn diese nicht vorliegen, müssen andere verfügbare Belege zur Entscheidung herangezogen werden, wie hoch die Evidenz eines Heilverfahrens oder eines Arzneimittels einzuordnen ist. Die Hierarchie der Evidenzklassen gibt hierfür klare Hinweise. Kritiker wollen der Homöopathie keine Evidenz zugestehen, da (ihrer Ansicht nach) die Studienlage zweifelsfrei gegen sie spreche. Dies sei inzwischen eindeutig und deshalb brauche es auch keine weiteren Studien mehr. Die Akte könne somit ein für alle Mal geschlossen werden. Einige der Kritiker meinen sogar, dass es eigentlich nie solcher Studien gebraucht habe. Es sei von vornherein klar gewesen, dass Globuli nicht besser seien als Placebo. Das habe alles nur unnötig Zeit, Geld und Energie gekostet.

Klinische Studien sind für Homöopathiekritiker ein starkes Argument, haben aber auch ein nicht kalkulierbares Gefahrenpotenzial. Es besteht immer die potenzielle Möglichkeit, dass hochwertige Studien, an denen man nichts kritisieren kann, für die Homöopathie ein positives Ergebnis erbringen. Homöopathen meinen, solche längst vorgelegt zu haben, was die Kritiker vehement bestreiten. Dieser Studienstreit zieht sich nun schon seit Jahrzehnten hin, und ein Ende ist nicht in Sicht. Da scheint es nachvollziehbar, wenn man sagt: Nun ist Schluss, lassen wir das Thema. In Kritikerkreisen hat man sich hierzu auch schon Gedanken gemacht und eine These aufgestellt, durch deren Umsetzung es künftig nicht mehr möglich sein sollte, Studien mit homöopathischen Arzneimitteln durchzuführen. Mit ihren naturwissenschaftlich nicht nachvollziehbaren Grundannahmen würde die Homöopathie schon an den notwendigen Voraussetzungen scheitern, überhaupt klinisch geprüft werden zu dürfen.

Die Idee, ein solches neues „Handwerkszeug" im Umgang mit der Homöopathie einzuführen, stammt von dem Medizinjournalisten Christian Weymayr und nennt sich „Scientabilität". Es besagt, dass nur noch solche Verfahren klinischen Studien unterzogen werden dürfen, die dem naturwissenschaftlichen Wissen entsprächen: *„Bevor es an klinische Studien geht, sollte man erst einmal fragen, ob das behauptete Verfahren im Einklang mit den gesicherten Erkenntnissen der Naturwissenschaften steht. Ist das nicht der Fall, sollte es keine klinische Untersuchung geben, weil die Ergebnisse irrelevant sind."* [109] Kurz: Bevor klinisch geprüft wird, muss die Wissenschaftlichkeit anerkannt sein. Plausibilität geht vor Überprüfung.

Für die organisierte Homöopathiekritik würde dadurch manches einfacher. Die ganze Studiendiskussion wäre beendet und die Gefahr gebannt, dass irgendwann doch noch belastbare Daten zugunsten der Homöopathie auftauchen würden. Damit hätte die Homöopathie aber auch keine Chance mehr, ihre Behauptung, eine wirksame Therapie zu sein, doch noch unter Beweis zu stellen. Die Türen zur evidenzbasierten Medizin wären für immer verschlossen.

Gleich nach Veröffentlichung der Idee der Scientabilität (2013) wurde diese von Befürwortern wie Gegnern der Homöopathie heftig diskutiert. Das Pro und Kontra ging aber überraschenderweise nicht klar entlang der Linien von Homöopathen und Kritikern. Während die Anhänger der Globuli (wenig überraschend) Sturm gegen diese Forderung liefen und von einem „Forschungsverbot" sprachen, war das Lager der Kritiker gespalten – und ist es heute noch. So bezeichnet sich beispielsweise Natalie Grams als ausgesprochenen „Fan" der Scientabilität, während Norbert Aust ihr kritisch gegenüber steht.

Interessant ist, dass bei den Verfechtern der Scientabilität vor allem die klinischen Studien (RCTs) im Zentrum der Kritik stehen. Obwohl sie den derzeitigen Goldstandard zur wissenschaftlichen Überprüfung in der Evidenzbasierten Medizin darstellen, seien sie doch zu störanfällig: *„Niemand, der sich mit EbM beschäftigt, ist so vermessen zu behaupten, dass es auch nur eine einzige Studie gibt, die frei von Fehlern ist. Selbst wenn keine Fehlerquellen zu erkennen sind, gibt es* den Begriff des ‚Hidden Bias', also der verborgenen Verzerrung. Und damit ist eine klinische Studie per se nicht aussagekräftig genug, um etwas so Aberwitziges wie Homöopathie belegen oder widerlegen zu können",[110] so Christian Weymayr. Damit trifft Weymayr ins Mark vieler Kritiker, die von der Homöopathie genau das immer wieder fordern: einen klaren Nachweis der Wirksamkeit über anerkannte klinische Studien. Würde die Scientabilität gelten, wäre es gar nicht möglich, die Homöopathie wissenschaftlich zu überprüfen und zu bewerten. Und wenn Weymayr die RCTs als grundlegend fehlerhaftes Instrument bezeichnet, dann wären sie auch zur Überprüfung aller Verfahren und Arzneien der Schulmedizin ungeeignet und nicht nur bei der Homöopathie. Schließlich muss man bei der Scientabilität von einer abgeschlossenen Wissenschaft ausgehen, wenn man den „Stand der Wissenschaft" als entscheidendes Kriterium heranzieht. Scientabilität hat nur Sinn, wenn sich in der Wissenschaft keine neuen, grundlegenden Erkenntnisse mehr zeigen. Wer aber mag dafür die Hand ins Feuer legen?

Mit der Scientabilität tut sich also ein Spalt auf im Lager der Homöopathiekritiker. Manche behaupten, Weymayr habe der Homöopathiekritik einen Bärendienst erwiesen, indem er die „Hauptwaffe" im Kampf gegen die Globuli (die kontrollierten, randomisierten, doppelverblindeten Studien also) so offen anzweifelte. So entstehe das Bild, dass man mit zweierlei Maß messe und man es nur darauf anlege, der Homöopathie „den letzten Stoß" zu versetzen.

Um die Scientabilität ist es in letzter Zeit stiller geworden. Im Lager der organisierten Homöopathiekritik hat sie sich nicht durchsetzen können. Auch Christian Weymayr selbst verwendet den Begriff nicht mehr aktiv und sieht ihn lediglich als Diskussionsbeitrag. Ein Makel jedoch bleibt wohl hängen: Die von Kritikern immer wieder vorgetragene Forderung an die Homöopathie, sie solle endlich aussagekräftige und hochwertige Studien vorlegen, die die Wirksamkeit der Globuli nachweisen würden, erscheint nicht gerade glaubwürdig, wenn sie selbst an der Aussagekraft solcher Studien zweifeln.

Ich bin kein Prophet. Aber es ist gut denkbar, dass es völlig neue Erkenntnisse in irgendwelchen Bereichen der Wissenschaften geben wird, die zunächst mit teils abstrusen Theorien daher kommen werden, und die Denkwenden mit sich bringen werden. Die Gefahr der Scientabilität liegt hier darin, dass der Reiz groß ist, den aktuellen Status quo in der (natur)wissenschaftlichen Forschung festzuschreiben.

SEBASTIAN BARTOSCHEK, PSYCHOLOGE, GWUP RHEIN-RUHR[111]

12
Ist Homöopathie keine Medizin?

> Homöopathie ist keine Medizin, keine Naturheilkunde und kein harmloser Unsinn. Im besten Fall werden kranke Menschen um ihr Geld gebracht. Im schlimmsten Fall führt die Fehlinformation des Patienten zu dessen Tod.
>
> Partei „Die Humanisten", Landesverband Nordrhein-Westfalen[112]

Für das Informationsnetzwerk Homöopathie ist die Lage klar: Homöopathie ist keine Medizin, somit hat sie darin auch nichts verloren. Sie gebe sich zwar medizinisch, habe aber keine rationale Grundlage, die eine medizinische Wirkung auch belege. Somit ist Homöopathie reine Pseudomedizin. Da sie aber seit rund 200 Jahren Bestandteil der Medizin ist (wenn auch nur am „alternativen Rand"), sei es höchste Zeit, sie aus der Heilkunde zu entfernen. Diesem Ziel hat sich das INH mit der „Globukalypse" verschrieben.

Die Behauptung „Homöopathie ist keine Medizin" ist im Lager der Skeptiker und Homöopathiekritiker fest verankert und gilt ihnen als nicht zu hinterfragende Tatsache. Das führt dann zuweilen zu recht kuriosen Aussagen, wie der eines österreichischen Skeptikers, der davon überzeugt ist, dass Ärzte zur Beurteilung der Homöopathie gar nicht berechtigt seien. Dies wäre alleinige Aufgabe der Skeptiker. Die Logik dahinter ist einfach: Was nicht zur Medizin gehört, kann auch nicht von Medizinern beurteilt werden. Folglich seien Meinungen von homöopathischen Ärzten und deren Vereinigungen wertlos und könnten getrost ignoriert werden. Die Frage ist natürlich, ob es berechtigt ist zu behaupten, Homöopathie habe mit Medizin nichts zu tun. Eine plakative Aussage sollte begründet werden, ehe man sie als Grundlage nimmt, um Forderungen daraus abzuleiten.

Bevor man klären kann, ob etwas Medizin ist oder nicht, muss klar sein, was Medizin denn überhaupt ist. Etwas flapsig formuliert lässt sich sagen: Der Medizin geht es ums Gesundmachen und Gesunderhalten. Wikipedia umschreibt den Begriff etwas ausführlicher: *„Medizin ist die Wissenschaft und Lehre von der Vorbeugung, Erkennung und Behandlung von Krankheiten oder Verletzungen bei Menschen und Tieren."* [113] Medizin macht also etwas. Man nennt es (im Idealfall) heilen. Ein anderes Ziel hat sie nicht, höchstens Zwischenziele, die zum eigentlichen Ziel führen sollen. Um solche Zwischenziele geht es z.B. der medizinischen Forschung: Sie behandelt nicht konkret Patienten, sondern forscht und experimentiert, um Patienten künftig besser behandeln zu können. Auch der Arzt als „ausführendes Organ" der Medizin ist vor allem ein Handelnder, weil es seine Aufgabe ist, etwas Entscheidendes zur Heilung Erkrankter beizutragen. Oder um es mit Samuel Hahnemann, dem Urvater der Homöopathie zu sagen: *„Des Arztes höchster und einziger Beruf ist, kranke Menschen gesund zu machen, was man Heilen nennt."* [114] Womit wir schon beim eigentlichen Thema wären.

Auf den ersten Blick ist es völlig unverständlich, weshalb man die Homöopathie nicht als Medizin betrachten möchte. Sie will keine Autos bauen, keine Computersoftware entwickeln und auch keine Hunde züchten. Sie will nur eines: Kranke gesund machen, „was man Heilen nennt." Und ihr System, die Homöopathie, ist auf nichts anderes ausgerichtet. Also, wo ist das Problem? Diesem kommt man etwas näher, wenn man den Praxisflyer durchliest, den das Informationsnetzwerk Homöopathie zusammen mit der GWUP und dem Deutschen Konsumentenbund homöopathiekritischen Arztpraxen anbietet. Dort heißt es unmissverständlich: *„Eine hochwertige Medizin beruht auf wissenschaftlich validierten, objektiv begründeten und nachvollziehbaren Regeln, ausgerichtet am Wohlergehen unserer Patienten. Dies ist die Zielsetzung unserer Praxis. Homöopathie hat darin keinen Platz. Wir brauchen sie nicht – weder Sie als Patient, noch wir auf der ärztlichen Seite."* [115] Daraus lässt sich ableiten, was Medizin im Sinne der Verfasser ist, nämlich etwas, das sich an klaren, rational nachvollziehbaren Regeln orientiert und sich damit am Patientenwohl ausrichtet. Damit sind wissenschaftliche Regeln und Wohlergehen der Patienten untrennbar miteinander verknüpft.

Für Homöopathiekritiker ist die Medizin streng wissenschaftlich orientiert und sieht sich ausschließlich naturwissenschaftlich begründet. Eine „alternative Medizin", die diesem Anspruch nicht genügt, kann somit auch keine Medizin sein. Zur richtigen Medizin gibt es keine Alternative, sagen sie. Alternativmedizin wird deshalb als Pseudomedizin bezeichnet, als Scheinmedizin, ohne rationale Grundlage. Das gelte vor allem für die Homöopathie mit ihren den naturwissenschaftlichen Grundlagen klar widersprechenden Annahmen.

Also: Homöopathie ist keine Medizin! Man sieht: Es geht um grundsätzlich andere Definitionen von Medizin. Auf der einen Seite wird sie vornehmlich als praktische Umsetzung des Heilungsauftrages betrachtet, für die Homöopathiekritiker ist sie zuallererst eingebunden in die Naturwissenschaft. Kommt etwas medizinisch daher, widerspricht aber naturwissenschaftlichen Regeln oder kann sich nach wissenschaftlichen Regeln nicht als wirksam zeigen, so ist es Pseudomedizin und gehört ausgesondert. Kurz: Alternativmedizin gehört abgeschafft. Wen aber trifft dann dieser Bannstrahl, wenn man die Bedingungen für „richtige Medizin" an alles, was in der Medizin angewendet wird, anlegt? Nur die Homöopathie und andere alternative Therapien? Von wegen ...

Wer glaubt, alles, was in der konventionellen, also wissenschaftlichen Medizin angewendet wird, habe seine Wirkung zweifelsfrei nachweisen können, der irrt. Schon 1994 kam eine Untersuchung des US-amerikanischen Office of Technology Assessment zu dem Schluss, dass lediglich 10 bis 20 Prozent der in der Schulmedizin als üblich verwendeten Verfahren wissenschaftlich überprüft seien. 2007 untersuchte man über 1000 wissenschaftliche Reviews medizinischer Studien und kam zum Ergebnis, dass nur bei 1,4 Prozent der Fälle zweifelsfrei und sicher eine positive Wirkung nachgewiesen werden konnte. Bei 43 Prozent vermutete man eine positive Wirkung, bräuchte aber noch weitere Forschungen, um ein endgültiges Urteil fällen zu können. Bei 48 Prozent war die Situation so unklar, dass gar kein Urteil gefasst werden konnte und knapp 2 Prozent waren nachweislich negativ (im Sinne von schädlich) wirksam.[116] Ein ziemlich ernüchterndes Ergebnis. Auch heute geht man noch davon aus, dass ein Großteil der derzeit zur Anwendung kommenden medizinischen Verfahren und Therapien nicht ausreichend naturwissenschaftlich auf Wirksamkeit überprüft ist. Hierzu noch ein interessantes Beispiel:

Das Neuroleptikum Risperidon zählt zu den gängigen Medikamenten zur Behandlung von Psychosen wie Schizophrenie. 2018 wurde ein Review veröffentlicht, das neun Studien mit rund 600 Patienten analysierte. Es sollte untersucht werden, ob Risperidon zur Beruhigung aggressiver und unruhiger Patienten mit Schizophrenie wirksam ist. Das Ergebnis war äußerst dürftig. Es wurde allgemein eine geringe Evidenz für die Anwendung des Arzneimittels bei aggressiven und unruhigen Psychosekranken gefunden. Die Autoren mussten feststellen, *„dass im Moment schwache, nicht eindeutige Evidenz bezüglich der Gabe von Risperidon zur Beruhigung von Menschen, die aufgrund von Psychosen aggressiv sind, vorliegt und keine sicheren Schlussfolgerungen gezogen werden können".* [117] Interessant dazu die Umsatzzahlen dieses Psychopharmakons: 2009 war Risperidon mit 29 Millionen Tagesdosen das am zweithäufigsten verschriebene atypische Neuroleptikum in Deutschland. Gegenüber dem Vorjahr (2008) stieg der Umsatz um fast 15 Prozent.[118] Hier interessieren die Probleme mit der Evidenz offensichtlich nicht.

Vor diesem Hintergrund wird man sich natürlich die Frage stellen, was für eine Medizin wir hätten, würden die Kriterien der Skeptiker und Homöopathiekritiker heute konsequent umgesetzt – auch in der konventionellen Medizin und nicht nur im Bereich der alternativen Heilverfahren.

Die Medizin eng an die Naturwissenschaft zu binden, bringt Vor- und Nachteile. Von Vorteil ist, dass man damit eine Wirkung so exakt wie heute möglich nachweisen kann – oder eben eine Unwirksamkeit. Man muss aber immer bedenken, dass dies nur Annährungen sind und dass die Studiendaten keine letztendliche Gewissheit geben können. Schließlich kann sich die Studienlage auch immer ändern und eine Neubewertung erforderlich machen. Man sollte auch bedenken, dass im 19. Jahrhundert schon einmal ein Versuch scheiterte, die Medizin zur Naturwissenschaft machen zu wollen. Man musste erkennen, dass zentrale Begriffe, mit denen die Medizin zu tun hat (z. B. Gesundheit, Krankheit, Leiden), naturwissenschaftlich nie grundlegend erfasst werden können. Ernüchtert musste der Medizinhistoriker Richard Koch 1920 feststellen, dass man wieder zur Erkenntnis gelangen müsse, dass Medizin nicht den Zweck habe, Erkenntnis zu gewinnen, sondern sich in erster Linie dem Auftrag verpflichtet sehen müsse, im konkreten Einzelfall kranken Menschen zu helfen.[119] Das konkrete Handeln im Einzelfall lasse sich nicht allein durch naturwissenschaftlich ausgerichteten Erkenntnisgewinn bestimmen. Noch klarer formuliert es der Medizinethiker Urban Wiesing: *„Die Medizin sollte sich bei der Nutzung von Wissen daher auch nur bedingt davon leiten lassen, inwieweit es den Naturwissenschaften entstammt, sondern einzig, inwieweit es für ihre*

Aufgabe hilfreich ist. Dass das naturwissenschaftliche Wissen in der Regel verlässliches Wissen ist, ist von Vorteil, aber eben nur ein Aspekt unter mehreren ... Zudem kann und soll die Medizin ihr Wissen niemals nur aus den Naturwissenschaften schöpfen, sondern aus verschiedenen Quellen, sofern ihr das Wissen dient." [120]

Es kann nicht erwartet werden, dass solche Einwände eingefleischte Homöopathiekritiker beeindrucken werden. Ihrer Weltanschauung nach ist die Dominanz der Naturwissenschaft nicht zu hinterfragen. Erkenntnisse, die ohne naturwissenschaftliche Grundlage gewonnen werden, sind für sie per se unglaubwürdig, da nur der materialistisch-naturalistische Rahmen der Naturwissenschaften sichere Erkenntnis überhaupt ermöglichen kann. Somit dürften Diskussionen wohl auch hier unfruchtbar bleiben.

> Medizin ist, seit es sie gibt, Erfahrungswissenschaft und Weltmodell zugleich. Sie hat das Ziel, menschliches Leid zu lindern, Krankheit zu heilen, aber auch, Menschen ein verstehbares und handhabbares Modell zu liefern, wie ihr individuelles Leiden in einem Weltganzen eingebettet ist.
> HARALD WALACH, , PSYCHOLOGE UND PHILOSOPH [121]

13
Ist Schulmedizin wirksam und Homöopathie unwirksam?

> Was wirkt, ist Medizin, was nicht wirkt, gehört nicht in die Medizin des öffentlichen Gesundheitswesens.
>
> NATALIE GRAMS, INFORMATIONSNETZWERK HOMÖOPATHIE[122]

Seit es die evidenzbasierte Medizin gibt, lassen sich wirksame und unwirksame Therapien besser unterscheiden. Zuvor war man nur auf Erfahrungswerte und Expertenmeinungen angewiesen. Dies ist ein großer Fortschritt in der Medizin. Es gibt jedoch keine Gründe, Verfahren der Alternativmedizin aus der EbM auszuklammern. Auch sie müssen sich ihren Kriterien stellen, alles andere wäre unredlich. Nur kann man diesen Fortschritt in der Medizin auch missbräuchlich anwenden, wenn man die evidenzbasierte Medizin dazu benutzt, missliebige Verfahren auszugrenzen. Hätten in den Metaanalysen zur Homöopathie nur einige wenige Studien mehr Teilnehmer gehabt, wäre das Ergebnis möglicherweise positiv ausgefallen und die Homöopathie würde sich heute mit dem Evidenzgrad 1 schmücken können. Die Grenze zwischen wirksam und unwirksam ist gar nicht so glasklar, wie die Homöopathiekritiker gerne behaupten. Dann noch zu behaupten, die Unwirksamkeit von Globuli sei wissenschaftlich nachgewiesen, ist ebenfalls unredlich.

Homöopathiekritiker schließen aus dem Umstand, dass die Wirksamkeit homöopathischer Arzneimittel in hochwertigen klinischen Studien bisher nicht zweifelsfrei nachgewiesen werden konnte, darauf, dass sie unwirksam sind. Dies ist eine durchaus zulässige Vermutung aus einem gescheiterten Wirksamkeitsnachweis, aber für sich genommen kein Beweis. Man sollte stets beachten, dass eine fehlende Evidenz nicht gleichgesetzt werden kann mit der Evidenz des Fehlens. Anders ausgedrückt: Nur weil die Auswertung klinischer Studien für die Homöopathie keine Evidenz nachgewiesen haben soll, heißt das nicht, dass es eine Evidenz gibt für den Satz „Homöopathie ist unwirksam".

Auch wenn diese Tatsache den Homöopathiekritikern durchaus bewusst ist, arbeiten sie gerne mit der Floskel „Globuli wirken nicht!", die sie aus der antihomöopathischen Grundsatzformel „Nix drin, nix dran" ableiten. Natürlich wirken Globuli, mindestens so gut wie Placebo es auch tun. Das belegt jede klinische Studie. Aber es geht um das „spezifische Wirken", d. h. um die Frage, ob Globuli mehr bringen als Placebo. Genau das ist das Thema der hitzigen Studiendebatte um die Homöopathie. Durchschnittlich liegt der Placeboeffekt in klinischen Studien bei 35 bis 40 Prozent, kann aber auch bis zu 70 Prozent betragen. Als anerkannter Nachweis der Wirksamkeit gilt, wenn ein zu testendes Medikament (Verumgruppe) signifikant besser wirkt als ein in einer Kontrollgruppe gegebenes Scheinmedikament (Placebogruppe). Diese „Signifikanz" wird durch den sogenannten p-Wert gemittelt. Damit ist die Wahrscheinlichkeit, dass das bessere Abschneiden der Behandlungsgruppe rein zufällig ist, kleiner als fünf Prozent. Die Bewertung „Wirkung wissenschaftlich bestätigt" ist rein statistisch erbracht worden und bezieht sich auf die Irrtumswahrscheinlichkeit, ob sie auch klinisch relevant ist, ist eine andere Sache.

Nun wird immer wieder berichtet, dass in nicht wenigen kontrollierten klinischen Studien die Überlegenheit der Medikamentengruppe gegenüber der Placebogruppe recht klein ausfällt. Besonders auffallend ist dies bei Antidepressiva. Wie groß der Unterschied ist, spielt aber für das „Qualitätsurteil" des wissenschaftlichen Wirkungsnachweises nicht die entscheidende Rolle. Auch wenn ein Arzneimittel in Studien nur minimal besser ist als Placebo, hat es die Überprüfung bestanden und gilt als wirksam. Kaum beachtet wird aber, dass in allen kontrollierten klinischen Studien durchschnittlich 30 bis 40 Prozent der Versuchsteilnehmer gar nicht auf das Medikament ansprechen (manchmal fast die Hälfte), es also oft wirkungslos ist, obwohl ihm in diesen Studien ja Wirksamkeit bescheinigt wird. Der Geschäftsführer des europäischen Pharmalobbyverbandes ETPIA, Richard Bergström, bekennt lapidar: *„Gibt man jemandem ein Antidepressivum, steht es fifty-fifty, dass es wirkt."* [123] Es gibt sogar Studien, in denen die getesteten Medikamente weniger wirksam waren als die zur Kontrolle eingesetzten Placebos. Wieso spielt dieser Umstand in der Bewertung keine Rolle? Das erscheint paradox und macht darauf aufmerksam, dass das Thema

Studien und Wirksamkeit in der Medizin aus unterschiedlichen Perspektiven betrachtet werden kann. Es gibt dabei zwei Blickwinkel, den der Wirkung und den der Wirksamkeit. Beide Begriffe meinen etwas anderes. Bei Wirkung geht es um den konkreten Effekt, den eine Maßnahme oder ein Medikament hat. Die einfache Frage „Wirken Globuli?" ist eine Frage nach spezifischer Wirkung, bei der man einen Kausalzusammenhang zwischen Mittel und messbarem Effekt herstellen kann. Wenn man hingegen die Frage nach der Wirksamkeit einer Therapie stellt, muss der Blick erweitert werden, denn nun muss eine Antwort auf die Frage gefunden werden, ob eine Wirkung auch konkret im praktischen Alltag feststellbar ist, z. B. auch bei unklarer Diagnose oder breitgefächerter Krankheitssituation, also unter realen Bedingungen und nicht unter solchen des klinischen Labors. In der Situation der konkreten therapeutischen Anwendung herrschen immer andere Bedingungen als während klinischen Studien. Trotz nachgewiesener Wirkung kann die Wirksamkeit eines Arzneimittels in der Praxis ganz anders aussehen, meist nämlich schlechter. Es sollte immer berücksichtigt werden, dass die Medizin sich letztlich in der Lebenswelt der Patienten abspielt und nicht im Labor. Dort werden notwendige Daten erhoben, umgesetzt werden sie im ärztlichen Alltag.

Vereinfacht kann man sagen, mit einer klinischen Studie stellt man die spezielle Frage nach der Wirkung, die durch die Studie beantwortet werden soll. Kontrollierte klinische Studien (RCTs) zur Homöopathie sollen klären, ob die eingesetzten homöopathischen Medikamente einen spezifischen Effekt haben, der über den von Placebos hinausgeht. Das ist also die konkrete Frage, um die es in diesen Studien geht. Um sie zu beantworten, muss man auf die Unterschiede zwischen Verum- und Placebogruppe achten und sie wissenschaftlich korrekt bewerten. Alles andere ist nicht relevant, da für die Fragebeantwortung nicht notwendig. Man könnte aber auch eine ganz andere Frage an die Studie richten, nämlich die, wie sicher ein Patient sein kann, dass das getestete Medikament ihm auch wirklich hilft, es also nicht nur im statistischen Sinne wirkt, sondern auch im konkreten Krankheitsfall wirksam ist. Um diese Frage zu beantworten, muss man auf ganz andere Ergebnisse der Studie achten. Ein fiktives Beispiel:

Die kontrollierte klinische Studie zu einem neuen schulmedizinischen Arzneimittel ergibt, dass es zu 60 Prozent wirkt. Gegenüber der Placebogruppe ist ein deutlicher, signifikanter Effekt erkennbar. Die Wirkung ist also wissenschaftlich bestätigt und das Medikament wird als wirksam eingestuft. Für diese Einordnung ist nur die Signifikanz im Unterschied zwischen den Gruppen relevant. Wenn man aber fragt, ob das Mittel auch einem bestimmten Kranken helfen kann, ist der Blick auf die Signifikanz nicht das Entscheidende. Viel wichtiger ist der Blick auf andere Zahlen. Diese sagen nämlich, dass die Chance auf Wirksamkeit bei 60 zu 40 liegt – wobei diese Zahlen unter Laborbedingungen und nicht im Praxisalltag erbracht wurden. Man kann also die Ergebnisse der Studie auch so deuten, dass sie eine Unwirksamkeit des Medikaments in 40 Prozent der Fälle aufzeigen. Das von der Studie (oder auch von Metaanalysen) ausgestellte Gütesiegel „Wirkung klinisch bestätigt" sagt also keineswegs etwas darüber aus, dass diese Wirkung auch tatsächlich eintritt. Das erklärt auch den Umstand, dass so viele meist chronisch Kranke trotz bestmöglicher (und nach Evidenzkriterien eigentlich hochwirksamer) Therapie auf diese nicht ansprechen und krank bleiben. Klinische Studien können also eine statistische Wahrscheinlichkeit für einen Therapieerfolg anzeigen, niemals aber eine tatsächliche Wirksamkeit.

Die organisierte Homöopathiekritik behauptet, Homöopathie wirke nicht und beruft sich auf die Studienlage. Deshalb solle sie aus der Medizin verschwinden, denn nur nachgewiesen Wirksames dürfe in der Medizin angewendet werden. Sie verkürzt das Thema dann plakativ auf den Slogan „Medizin wirkt, Homöopathie nicht" und suggeriert damit, dass die Methoden der Schulmedizin immer erfolgreich seien und Globuli nie. Wäre es nicht viel interessanter, der Frage nachzugehen, weshalb Arzneimittel, deren Entwicklung oft Millionen von Euro, Dollar, Pfund oder Franken gekostet hat, deren Wirkung wissenschaftlich eindeutig plausibel ist und die an Zellkulturen und Versuchstieren umfassend und Erfolg versprechend getestet wurden, so häufig in klinischen Studien wie auch im Praxisalltag versagen? Vielleicht ist der menschliche Organismus doch keine Maschine – nicht einmal eine hochkomplex biologische.

Für Natalie Grams ist die Sache ganz einfach: Was wirkt, ist Medizin, was nicht wirkt, ist keine Medizin – und wenn eine Methode das dennoch behauptet, muss sie eben aus der Medizin verschwinden. Doch Medizin ist ebenso komplex wie der Mensch. Fragen, die die Medizin betreffen, auf ein simples Entweder-oder zu reduzieren, zeugt vielleicht von linientreuem Denken in der naturwissenschaftlichen Theorie, nicht aber von patientenorientiertem Handeln in der medizinischen Praxis.

> Die Wissenschaft der Medizin ist keine mathematisch exakte Wissenschaft, kann auch nie zu ihr gemacht werden, weil der Mensch kein Wesen ist, das exakt verrechnet werden kann. Schon der Versuch, ihn zu einem solchen zu machen, kann ihn krank machen.
> FRIEDRICH GEORG JÜNGER, DICHTER UND KULTURKRITIKER[124]

14
WIRKEN GLOBULI NUR ÜBER DEN PLACEBOEFFEKT?

Alle Fakten sprechen gegen die Homöopathie. Sie ist Pseudomedizin, Aberglauben und Big Business im Gesundheitssektor. Homöopathie ist eine lukrative Gesundheitslotterie. Zu gewinnen gibt es nur kleine Placebos.

EDMUND BERNDT, APOTHEKER UND HOMÖOPATHIEKRITIKER[125]

„Alles nur Placebo!" ist eine geläufige Erklärung von Kritikern der homöopathischen Therapie – zumindest jenen, die sich mit der Materie nicht näher beschäftigt haben und ihr Urteil über die Homöopathie anhand des antihomöopathischen Axioms „Nix drin, nix dran" gefällt haben. Insider drücken sich komplexer (und durchaus korrekter) aus. Sie sagen: „Homöopathie konnte nicht den Nachweis erbringen, besser wirksam zu sein als ein Placebo." Dieser Aussage kann man zustimmen, wenn man die Studienlage im Sinne der Homöopathiekritik interpretiert. Ob Globuli damit grundsätzlich als Placebos wirken, ist damit noch nicht gesagt. Jedenfalls kann man daraus nicht schließen, dass die Homöopathie lediglich über den Placeboeffekt wirksam ist. Was nun aber ist ein Placebo, und was ein Placeboeffekt?

Wenn man sich die Verwendung des Begriffs Placebo anschaut, dann kommt er meist in einem negativen Zusammenhang vor, z. B. „nur Placebo" oder „nicht wirksamer als

Placebo". Im landläufigen Sinne steht Placebo für „nur über Einbildung wirksam". Eigentlich kann ein Placebo gar nicht wirken, weil es ja ein Scheinmedikament ist, das zwar so aussieht wie ein Arzneimittel, aber gar keinen Wirkstoff enthält. Trotzdem kann man in einem bestimmten Ausmaß positive Wirkungen beobachten. Diese Beobachtung (es wirkt, obwohl es nicht wirken dürfte) wird dann der Placeboeffekt genannt. Für Homöopathiekritiker sind Globuli von vornherein Placebo, da sie nur Zuckerkügelchen ohne Wirkstoff sind (zumindest die höher verdünnten). Deshalb sind klinische Studien mit homöopathischen Mitteln in ihren Augen eigentlich absurd, da man ja Placebo gegen Placebo teste. Folglich müssten in beiden Gruppen (der Verum- wie der Placebogruppe) die gleichen oder zumindest ähnliche Ergebnisse herauskommen. Da aber bei unverhältnismäßig vielen Studien positive Effekte für Globuli gefunden wurden, könne das nur an fehlerhaften Studien liegen. Wie wir schon gesehen haben, werden zahlreiche dieser vermeintlich mangelhaften Studien für die Beurteilung ausgeschlossen und nur eine Handvoll hochwertiger Studien herangezogen. Das Ergebnis ist bekannt: kein signifikanter Effekt über Placebo.

Seitdem ist das „Problem Homöopathie" für ihre Kritiker gelöst. Homöopathie ist keine „umstrittene Methode" mehr, sie ist eine klar widerlegte Methode. Trotzdem bleibt die Frage offen: Was wirkt denn dann beim Placebo? Die Antwort lautet: Der Placeboeffekt – zusätzlich aber auch noch eine Reihe anderer Nebeneffekte (Kontexteffekte oder vermengte Faktoren genannt). Diese hat die organisierte Homöopathiekritik inzwischen fein säuberlich aufgelistet und präsentiert sie als das eigentliche „Wirkprinzip" der Globuli. An erster Stelle steht zunächst der eigentliche Placeboeffekt, der auf der Gabe des Scheinmedikaments beruht. Der Patient glaubt daran, ein wirksames Mittel zu bekommen, und daraufhin bessert sich sein Befinden. Der entscheidende Faktor dabei ist die Erwartungshaltung des Patienten, aber auch die des Behandlers, der seine Überzeugung unbewusst auf den Kranken übertragen kann. Auch die „Droge Arzt" kann beim Placeboeffekt mit eine Rolle spielen. Mehrere Untersuchungen haben aber gezeigt, dass der Placeboeffekt in der Regel nicht allzu groß ist. So hat man klinische Studien mit nicht nur zwei, sondern drei Gruppen gemacht, einer dritten, die weder ein richtiges Medikament noch Placebo erhielten, sondern gar nicht behandelt wurde. Ein signifikanter Unterschied zwischen der Placebogruppe und der mit den Unbehandelten war nicht erkennbar. Interessant: Man könnte sagen, der Wirkungsnachweis für Placebo konnte nicht erbracht werden – obwohl niemand in Wissenschaft und Medizin daran zweifelt, dass es einen solchen gibt.

Homöopathiekritiker geben zu, dass Placeboeffekte recht klein sein können. Sie seien für die Erklärung der in Studien aufgetauchten Wirkungen von Globuli wohl nur zu einem geringeren Teil verantwortlich. Sie weisen aber darauf hin, dass es zum reinen Placeboeffekt noch zahlreiche andere Faktoren gibt, die diese Besserungen erklären könnten, die Kontexteffekte und vermengten Faktoren nämlich. Oft würde bei der Beurteilung der Globuli-Wirkung davon ausgegangen, es läge ursächlich am homöopathischen Mittel, wenn die Beschwerden sich bessern. Das wäre allerdings ein Fehlschluss. Viel wahrscheinlicher sei, dass die Symptome auch ohne Behandlung verschwunden wären. Schließlich würden die meisten Krankheiten irgendwann von selbst ausheilen – ganz ohne Behandlung. Träte eine Besserung gerade dann auf natürlichem Wege ein, wenn ein homöopathisches Mittel genommen würde, dann projizierte man die Heilung lediglich auf die Globuli, obwohl sie damit überhaupt nichts zu tun hätten.

Diese Täuschung liege auch vor, wenn man bei chronischen Krankheiten das Schwanken des Befindens (mal gute Tage, mal schlechte Tage) mit der Homöopathie in Verbindung bringe. Ein Auf und Ab der Symptome sei hier ganz normal. Nehme man gleichzeitig Globuli und es stelle sich dann eine Besserung ein, deute man das irrtümlich als Erfolg der homöopathischen Arznei. Ähnlich zu werten sei das Phänomen der „Regression zur Mitte". Diese besagt, dass extreme „Ausschläge" von Beschwerden sich immer wieder auf ein Normalmaß „einpendeln", ohne dass Medikamente eingenommen werden. Auch das könne als „Wirkung" fehlinterpretiert werden. Vielleicht habe der Kranke ja auch zeitgleich mit dem Beginn einer homöopathischen Therapie seine Lebensweise geändert. In diesem Fall sei es viel plausibler, dass ein positiver Effekt daran liege als an den Globuli. Und ganz ohne Zweifel führe das gewöhnlich lange und intensive Anamnesegespräch in der Homöopathie zu einem Gefühl des Verstandenwerdens, das Hoffnung und ein positives Gefühl der Therapie gegenüber erzeuge. Dies wiederum sei Grundlage und Auslöser eines Placeboeffekts. Alles zusammengenommen ergebe sich daraus ein schlüssiges Erklärungsmodell für die beobachteten Wirkungen der Homöopathie. Zusammen mit dem völlig unplausiblen Wirkkonzept der Homöopathie und dem fehlenden Wirknachweis lasse sich über diese Heilmethode mit Fug und Recht das definitive Urteil fällen: Nix drin, nix dran!

Diese Argumentation hat was. Da fällt es schwer, dagegenzuhalten. Es muss wohl der Schluss gezogen werden, dass beobachtete Wirkungen während einer homöopathischen Behandlung häufiger dem „Wirkmodell Placebo" zugesprochen werden müssen als den Globuli selbst – so man ihnen denn überhaupt einen spezifischen Wirkeffekt zusprechen will. Aber es gibt durchaus auch Einwände, die man vorbringen kann. Zunächst sind diese Effekte nicht typisch für die Homöopathie. Sie gelten grundsätzlich für alle therapeutischen Maßnahmen und spielen in der Medizin immer eine Rolle, ganz unabhängig von der eingesetzten Methode. Nie ist es möglich, exakt festzustellen, welcher Wirkmechanismus in einem Fall letztlich gewirkt hat. Auch in klinischen Studien kann man nie feststellen, welcher Faktor zur Besserung von Symptomen geführt hat. In den Verumgruppen ist eine Wirkung über Placebo & Co. nicht schon dadurch ausgeschlossen, dass die Teilnehmer das „richtige" Medikament bekommen haben. Der Placeboeffekt wirkt nicht nur in der Placebogruppe. Die anderen Faktoren ebenso wenig.

Dann ist das „Wirkmodell Placebo", das die Kritikerseite der Homöopathie als alleinige Wirkung zugesteht, lediglich eine Schlussfolgerung. Ein Beweis, dass dies auch der tatsächlich einzige Wirkmechanismus ist, kann nicht erbracht werden, weil sich eine vorhandene Wirkung nicht eindeutig in pharmakologisch oder placeboinduziert differenzieren lässt. Da also ein solider Nachweis des „Wirkmodells Placebo" so nicht zu erbringen ist, muss man auf seine Plausibilität zurückgreifen. Dabei ist zu bedenken, dass die vorhin beschriebenen Placebo- und Kontexteffekte, inklusive der vermengten Faktoren, immer und ausschließlich für die Wirkung von Globuli verantwortlich sein müssen, soll das Modell der Kritiker schlüssig sein. Spezifische Wirkungen werden bei den Zuckerkügelchen ja kategorisch ausgeschlossen. Kurz: Jede therapeutische Wirkung, die durch Homöopathie beobachtet wird, muss durch die beschriebenen Effekte plausibel erklärbar sein. Dann aber müssten sich alle rund 150 000 homöopathischen Ärzte weltweit (die Laienbehandler nicht mitgerechnet) bei jedem ihrer Heilerfolge von einer falschen Korrelation täuschen lassen, wenn sie die Wirkung irrtümlich den Globuli zuschreiben. Das gilt nicht nur für die Homöopathie im 21. Jahrhundert, sondern für die rund 200-jährige Geschichte dieser Heilmethode. Seit den ersten Heilerfolgen des Samuel Hahnemann Ende des 18. Jahrhunderts bis heute müssten alle beschriebenen Wirkungen vom Erklärungsversuch der Kritiker her eindeutig ableitbar sein. Wie plausibel ist das? Und wie plausibel ist es, dass eine Heilmethode, die immer und ausschließlich nur über Placebo & Co. wirksam sein soll, sich über zwei Jahrhunderte so hartnäckig hält, und sich noch dazu von der sächsischen Provinz über die ganze Welt ausbreiten konnte? Gibt es irgendeine vergleichbare Methode, die eine solche Entwicklung vorweisen kann? Noch dazu, wenn sie von Anfang an von der Ärzteschaft so stark angegriffen und bekämpft wurde, wie das bei der Homöopathie der Fall war und bis heute ist? Wie ist es möglich, dass sich ein Heilverfahren, das nicht mehr bringen soll als bloße Placebos, gemäß der WHO zur weltweit am zweitstärksten genutzten Therapieform im Gesundheitswesen entwickelt hat?

Sicher mag es in nicht wenigen Fällen gelingen, homöopathische Wirkungen anderen Umständen zuzuschreiben, als den eingesetzten Mitteln. Gerade bei den üblichen Wehwehchen, für die gerne Globuli propagiert werden (vom Halsweh über das Kopfweh bis zum Kreuzweh), wird man Effekte des „Wirkmodells Placebo" als hinreichend plausibel heranziehen können. Schwieriger wird es, wenn langjährige, chronische Leiden durch Homöopathie gebessert werden oder sogar ganz verschwinden – und auf Dauer verschwunden bleiben. Solche Dinge berichten Homöopathen aus ihren Praxen immer wieder. Wenn z.B. eine seit 15 Jahren bestehende Migräne, die mit üblicher Medizin nicht in den Griff zu bekommen war, unter dreimonatiger homöopathischer Behandlung völlig verschwindet und auch Jahre danach nie mehr aufgetreten ist. Da muss man fragen, welche Wirkmechanismen für die Heilung plausibler sind: War es der Placeboeffekt durch die angenehme Atmosphäre beim Therapeuten und die Erwartungshaltung? War es die Selbstheilung, die nach 15 Jahren zufällig während einer homöopathischen Therapie einsetzt? Hat der Patient gar zeitgleich eine grundlegende Veränderung in seiner Lebensführung vorgenommen, die es erklärt, dass seine Migräne verschwindet? Oder aber liegt den homöopathischen Mitteln ein Wirkmechanismus zugrunde, der heute noch nicht verstanden wird und nach dem heutigen Stand der Wissenschaft unerklärbar ist?

In solchen Fällen aus der täglichen homöopathischen Praxis muss sich das „Wirkmodell Placebo" zweifelsfrei bestätigen, soll es als gesichert gelten. Dazu muss man sich aber all die berichteten Heilerfolge der Homöopathie ganz genau ansehen und sie (durchaus streng) unter die Lupe nehmen. Selbst wenn sich der überwiegende Teil der Fälle bei genauerem Hinschauen als durchaus plausibel erklärbar herausstellen sollte, dürfte wohl immer ein Rest übrigbleiben, der mit dem Modell der Kritiker eben nicht zu erklären ist. Das ist natürlich eine Vermutung. Um sie zu bestätigen oder zu widerlegen, müsste man sich an die vielen veröffentlichten Einzelfälle wagen und sie analysieren. Genau davor aber schreckt die organisierte Homöopathiekritik zurück. Sie wehrt das Einzelfallargument damit ab, dass Einzelfälle keine Aussagekraft haben, um eine Wirksamkeit einer Therapiemethode zu beweisen. Das ist absolut richtig. Aber das sollen sie auch gar nicht. Mit einer solchen Fallanalyse soll der Frage nachgegangen werden, ob das „Wirkmodell Placebo" stichhaltig ist, als definitiver Wirkmechanismus der Globuli-Wirkung gelten kann und andere Erklärungen gar nicht mehr nötig sind. Für eine solche Beurteilung kann man keine klinischen Studien heranziehen, dazu muss man ganz genau das betrachten, was in der homöopathischen Praxis abläuft. Eine solche großangelegte Analyse von homöopathischer Therapie im Hinblick auf mögliche Placeboeffekte und anderer Faktoren steht noch aus. Nicht nur die Kritiker, auch die Homöopathenschaft dürfte davor zurückschrecken. Bringt sie doch die Gefahr mit sich, dass das Ergebnis klar und zweifelsfrei zeigt: An der Homöopathie ist tatsächlich „nix dran".

Eine solche Analyse durchzuführen, dürfte (auch in methodischer Hinsicht) gewiss nicht einfach sein. Jedoch bietet sie die wohl einzige Möglichkeit, einigermaßen verlässlich abzuschätzen, welcher Mechanismus für die Globuli-Wirkung letztlich am wahrscheinlichsten ist.

> "Placebo-nahe" Interventionen wie Homöopathie, Akupunktur und manche naturheilkundlichen Ansätze müssen in der Medizin und Pharmazie integriert bleiben, da nur so eine entsprechende Qualitätskontrolle möglich ist. Aber sie müssen erneut einer wissenschaftlichen Bewertung unterzogen werden.
>
> PROF. WINFRIED RIEF, PSYCHOLOGE UND PLACEBOFORSCHER[126]

15
Ist Homöopathie keine Naturheilkunde?

```
Homöopathie ist keine Naturheilkunde!
Homöopathie ist keine Naturheilkunde!
Homöopathie ist keine Naturheilkunde!
                          UND JETZT ALLE!
```
CHRISTIAN LÜBBERS, GLOBUKALYPSE-ERFINDER AUF TWITTER[127]

Von all den Fragen, die in diesem Buch aufgeworfen werden, lässt sich auf keine eine leichtere Antwort finden als auf diese: Stimmt, Homöopathie ist keine Naturheilkunde. Und die Kritiker haben eindeutig recht: Mit dem Image von einer „sanften" und „natürlichen" Medizin, das man heute so gerne und leicht mit „bio" und „öko" in einen „nachhaltigen Topf" werfen kann, wird seitens der Homöopathie gerne gespielt. Doch damit können die Menschen getäuscht werden. Nochmals (weil es viele nicht wissen): Homöopathie ist ebenso wenig Naturheilkunde wie sie Schulmedizin ist. Diese Feststellung mag irritieren und eine weitere Frage aufkommen lassen: Ja, was ist sie denn dann? Aber der Reihe nach.

Die Tatsache, dass Homöopathie keine Naturheilkunde ist, bezieht sich auf die klassische Definition des Begriffs Naturheilkunde. Danach benutzt die Naturheilkunde „natürlich vorkommende Dinge", um therapeutische Wirkungen zu erzielen. Zu diesen „natürlichen Dingen" gehören z.B. Licht, Luft, Wasser, Sonne, heilsame Pflanzen, aber auch „natürliche" Funktionen, die der Mensch bewusst steuern kann wie z. B. Bewegung, Ernährung und psychische Entspannung.

Solche natürlichen Einflüsse wirken in der Regel durch physikalische oder chemische Reize auf den Organismus, auf die er dann entsprechend reagieren kann. Homöopathische Arzneien lassen sich nicht in diese Kategorie einordnen, es sei denn, sie sind nicht oder nur gering verdünnt.

Klassische Mittel der Naturheilkunde brauchen also materiell fassbare Grundlagen, die in einem Organismus reproduzierbar Wirkungen erzeugen können. Vor diesem Hintergrund steht die Naturheilkunde der Schulmedizin viel näher als der Homöopathie. Sie lässt sich auch dem materialistisch-naturalistischen Weltbild problemlos einordnen. Ganz anders die Homöopathie: Sie hat hier (im wahrsten Sinne des Wortes) nichts anzubieten. Ihre Wirkung soll „geistartig", also irgendwie energetisch sein oder auf Informationsebene ablaufen. Wie, das weiß bis heute niemand. Es stimmt, dass viele Menschen (auch solche, die gerne und regelmäßig Globuli anwenden) diese Hintergründe nicht kennen. Das zeigen entsprechende Umfragen. Die Kritiker versuchen daher auch gerne, das Argument „Natürlich und sanft" zu hinterfragen und entsprechend aufzuklären. Das ist durchaus sinnvoll.

Nun bleibt der Patient bei dieser Art Aufklärungsarbeit oft ratlos zurück. Wenn Homöopathie keine Schulmedizin, aber auch keine Naturheilkunde ist, was ist sie also dann? Die organisierte Homöopathiekritik hat darauf eine sehr einfache Antwort: Sie ist gar keine Medizin. Sie ist eine Art Parasit, ein Kuckucksei, das den Patienten letztlich nur schadet. Deshalb muss sie auch mittels „Globukalypse" konsequent aus der Medizin entfernt werden. Und das ist auch das erklärte Ziel des Informationsnetzwerks Homöopathie. *"Die Homöopathie ist keine Naturheilkunde und ich will ihr diesen Heiligenstatus nehmen",* [128] formuliert Natalie Grams das Ziel ihrer Arbeit. Die Werbung mit dem Label „natürlich" diene eigentlich nur der Täuschung. Wie übrigens alles in der Homöopathie, darauf abziele, die Patienten arglistig zu täuschen: Man gaukle eine Wirkung vor, die es gar nicht gebe, man verschleiere die Wirkstofflosigkeit der Globuli und prangere die böse Pharmaindustrie an, die Homöopathie als lästige Konkurrenz ausrotten zu wollen. Dabei stecke hinter der Homöopathie auch nur die Pharmaindustrie. Für diese seien die Globuli nichts anderes als ein Riesengeschäft. Kurz: Homöopathie sei keine Medizin, sondern nur Lug und Trug, dem der Gesetzgeber endlich einen Riegel vorzuschieben habe.

Natürlich verwahren sich die Homöopathen dagegen, ihren Patienten in betrügerischer Weise eine Scheintherapie andrehen zu wollen. Für sie ist ihr Heilverfahren sehr wohl eine Form der Medizin, aber eben eine ganz eigene, eine, die nicht ins Schema des materialistischen Mainstreams passt, und das mit dem heute herrschenden Weltbild wohl auch nicht erklärt werden könne. Da die Kritiker dieses Weltbild jedoch als absolut und „nicht verhandelbar" ansehen, könne man für eine absehbare Zeit gewiss nicht auf irgendeine Art von Annäherung in der Sache hoffen. Man müsse akzeptieren, so etwa der Homöopath Jörg Wichmann, dass die Homöopathie der naturwissenschaftlichen Medizin gänzlich wesensfremd sei und sich von ihr her weder verstehen noch beurteilen lasse. Sie verfüge über ein eigenes Weltbild und eigene wissenschaftliche Methoden, die in sich gesetzmäßig und schlüssig seien. Er fasst diesen Gedanken so zusammen: „Auch wenn für mich das moderne naturwissenschaftliche Denken das spannendste Unternehmen des menschlichen Geistes ist, weise ich doch seinen Anspruch zurück, alle anderen Sichtweisen der Welt zu dominieren. Eine echte Zusammenarbeit zwischen VertreterInnen verschiedener medizinischer Verfahren und Ansätze wird nur dann möglich sein, wenn ein Verständnis für die jeweiligen Besonderheiten und Unterschiede vorhanden ist und diese wechselseitig geachtet werden." [129]

Zur Besonderheit der homöopathischen Weltsicht gehört sicher auch ein eigenes Verständnis des Begriffs Natur. Während die Kritiker „Natur" als Umschreibung für unsere materielle Welt verstehen, in der nichts „Geistartiges" vorkomme, ist die Natur für Homöopathen weit mehr als nur das stofflich Fass- und Messbare. Für sie gebe es eine geistige Ebene durchaus, auch wenn man nicht beschreiben könne, wie diese im Detail aussehe. Der Naturbegriff der Homöopathie schließt somit die geistige Ebene mit ein, ja, diese ist gerade das Ziel ihres Handelns. Homöopathie will nicht (wie pharmazeutische Produkte der Schulmedizin) direkt auf die materielle Ebene des Menschen einwirken, sondern auf seine „geistartige". Verfolgt man die Absicht, direkt auf das Stoffliche einzuwirken, so die Homöopathen, brauche man stoffliche Medikamente. Ziele man aber auf das Geistige, so gehe das nur über „Geistartiges". In diesem Sinne verstanden sei Homöopathie durchaus eine Art von Naturheilkunde. Sie verwende nämlich Stoffe aus der Natur, bearbeite deren materielle Struktur durch physikalische Einwirkungen (Verreiben, Verschütteln) und erreiche damit, dass diese Stoffe ihre „geistige Qualität" in den Vordergrund rückten, während wir sonst nur deren „materielle Qualität" wahrnehmen werden. Für eingefleischte Kritiker ist das nichts als esoterisches Geschwurbel. Sie fordern Beweise, dass es erstens solche „geistigen Qualitäten" überhaupt gibt und zweitens (falls es solche gebe), dass Globuli auf dieser Ebene tatsächlich auch wirksam seien. Beides halten sie für grundsätzlich ausgeschlossen, weshalb man die Akte Homöopathie nun endlich für immer schließen könne, ja müsse, um der Medizin nicht weiteren Schaden zuzufügen. Ein solcher entstehe vor allem dadurch, dass man fordere, Homöopathie zusammen mit der Schulmedizin anzuwenden. Eine solche, auch von namhaften Ärzten propagierte Zusammenarbeit sei vielmehr kontraproduktiv, so die Kritiker, denn sie führe zu einer unheilvollen Verwässerung einer wirksamen, auf Evidenz basierenden Medizin. Ein „Schmusekurs mit Globuli" sei letztlich noch gefährlicher als die Homöopathie für sich allein genommen. Deshalb macht der Kampf der Homöopathiekritiker vor den Zuckerkügelchen nicht halt. Schon wer sich als Schulmediziner auf eine Therapieergänzung mit Homöopathie einlässt, gehört für sie zum Kreis der Gegner.

Und wenn du noch so oft an ihre Türen klopfst:
die Natur wird nie erschöpfend Auskunft geben.
IWAN S. TURGENJEW, RUSSISCHER ERZÄHLER UND DRAMATIKER[130]

16
WARUM SOLLEN SCHULMEDIZIN UND HOMÖOPATHIE NICHT ZUSAMMENARBEITEN?

> Es gibt keine friedliche Koexistenz.
> Man kann nicht „Sinn" mit „Unsinn" kombinieren und hoffen, dass es besser wird.
> Die beste „Mischung" aus Sinn und Unsinn ist 100 % Sinn und 0 % Unsinn!
> Alles andere ist eine Verschlechterung.
>
> WOLFGANG VAHLE, INFORMATIONSNETZWERK HOMÖOPATHIE[131]

Atheistische Humanisten und skeptizistische Homöopathiekritiker vereint ein Ziel: der Kampf gegen alles Übernatürliche. Sie sind Streiter wider Gott und Globuli. Sie streben eine kompromisslose Trennung von Religion und Wissenschaft sowie Homöopathie und Medizin an. Eines ist mit dem anderen grundsätzlich unvereinbar. Hier gibt es für sie nur ein Entweder-oder. So sind ihnen auch all jene ein Dorn im Auge, die dieser Unvereinbarkeit widersprechen und für eine Annäherung der Disziplinen plädieren. Wissenschaftler, die sich irgendeiner Art Spiritualität öffnen gehören dazu (wie etwa der Physiker Hans-Peter Dürr oder der Neurobiologe Gerald Hüther), ebenso Mediziner, die für die Ergänzung der konventionellen Medizin mit alternativen Heilweisen eintreten (z. B. Dietrich Grönemeyer oder Hans-Wilhelm Müller-Wohlfahrt). Und der Astrophysiker Harald Lesch – einer der bekanntesten Wissenschaftserklärer und gleichzeitig bekennender Christ – wird von Skeptikern nicht nur dafür angegriffen, dass er politisch eine grüne Agenda vertritt, sondern vor allem, dass er den „Atheisten-Papst" Richard Dawkins öffentlich kritisiert. Es geht expliziert nicht darum, irgendwelche Diskussionen mit Andersdenkenden zu führen, sondern um knallharte Überzeugungsarbeit, wenn es sein muss mit harten Bandagen: „Wir müssen oft die schmutzige Arbeit anderer erledigen, um Quacksalberei von der Medizin fernzuhalten." (Amardeo Sarma, GWUP-Vorsitzender).[132]

Während eine große Mehrheit der Menschen eine Kombination von schulmedizinischen und alternativmedizinischen Verfahren in der Medizin befürwortet, sprechen sich die organisierten Homöopathiekritiker kompromisslos dagegen aus. Ihr Argument: Wer wissenschaftlich anerkannte und wirksame schulmedizinische Verfahren mit unwissenschaftlichen und unwirksamen kombiniere, schade sowohl den Patienten als auch der Medizin als Ganzes. Damit bestehe die große Gefahr, dass die Medizin zurück in vorwissenschaftliche Zeiten falle. Mit einer „integrativen Medizin", die Schul- und Alternativmedizin kombiniert anwende, werde durch die Hintertür ein magisch-okkultes Denken in die Medizin zurückkehren. Dies könne letztlich den weiteren Fortschritt der Medizin ausbremsen. Nach dem Motto „Wehret den Anfängen!" müsse der Gesetzgeber hier rasch und konsequent eingreifen. Allerdings haben die Globuli-Gegner mit dieser Forderung einen schweren Stand. Hier geht es nicht mehr nur um die „obskuren Zuckerkugeln", sondern um das weite Feld der alternativen und komplementären Medizin. Und sie haben die überwiegende Mehrheit der Bevölkerung gegen sich, die sich laut einer Umfrage von 2018 zu rund 75 Prozent klar für eine Zusammenarbeit der verschiedenen Richtungen ausgesprochen hat.[133]

In diesem so offensichtlich mit Verbissenheit geführten Kampf gegen Alternativmedizin (und speziell Homöopathie) spiegelt sich der momentane Zeitgeist deutlich wider. In verschiedenen Bereichen der Gesellschaft zeigt sich unverkennbar ein Hang zur Abgrenzung. Wir leben in einer Zeit, in der überall Grenzzäune und Mauern hochgezogen werden, um eine mögliche Infiltration von außen zu verhindern. Man fühlt sich genötigt, das Eigene vor dem Fremden zu schützen. Überall sieht man den Geist der Verteidigungshaltung am Werk, der zur Gefahrenabwehr aufruft. Wenn dieses Fremde das Eigene infiltriert, droht es zugrunde zu gehen. Deshalb darf es erst gar nicht hereingelassen werden. Und wenn es die Grenzen doch schon überwunden hat, dann muss man es wieder hinauswerfen. Denn mit einer Integration droht der Untergang. Damit auch alle den Ernst der Lage richtig einschätzen können, muss man die Gefahr entsprechend drastisch darstellen. Ohne Zuhilfenahme eines Feindbildes gelingt dies selten. Ein solches formt sich am leichtesten, indem man mit Ängsten arbeitet. Nach diesem Modell agieren auch die Homöopathiekritiker, wie wir im nächsten Kapitel noch sehen werden.

Doch ist die Forderung nach Abgrenzung so unberechtigt gar nicht. Es ist sicher überhaupt nicht sinnvoll, gesicherte Erkenntnisse im Fachbereich der Medizin mit bloßen Behauptungen über Wirkungen, vermutete Krankheitsursachen oder ähnliches unkritisch zu vermengen. Eine notwendige MRT-Untersuchung durch eine Irisdiagnostik zu ersetzen, ist mehr als fahrlässig. Und bei einer ernsthaften bakteriellen Infektion statt Antibiotika Globuli zu geben, nur weil man die gesunden Darmbakterien nicht stören möchte, kann man sicher als gemeingefährlich bezeichnen. Ein solches Vorgehen ist aber von einer seriösen und fachlich fundierten Medizin, die Schul- und Alternativmedizinisches verantwortungsvoll kombiniert, gewiss nicht angestrebt. Genau dieses Schreckgespenst aber malen die Homöopathiekritiker an die Wand. Dass es solche Auswüchse gibt, ist unbestritten, sollte aber nicht derart verallgemeinert werden, als ginge es um Leib und Leben, wenn man zur Schulmedizin auch noch alternative Methoden einsetzt. Eine bloße Vermischung ist sicher kein Fortschritt und keine Verbesserung. Wer Schwarz und Weiß mischt, bekommt ein unansehnliches Grau. Kombinieren heißt nicht mischen. Schwarz muss Schwarz bleiben und Weiß Weiß. So wie jede andere Farbe auch, wenn man das Bild eines Malers heranziehen möchte: Ein Gemälde ist eine komplexe Kombination verschiedener Farben, aber jede ist als solche zu erkennen und ist dort platziert, wo sie dem Ausdruck des Künstlers gemäß hingehört. Ähnlich kann man es bei der sogenannten „integrativen Medizin" sehen, die in der Therapie verschiedene Schulen kombiniert.

Der Begriff „integrative Medizin" ist allerdings missverständlich. Er beschreibt zunächst eine Kombination verschiedener Methoden zu einem Therapiekonzept im jeweiligen

Einzelfall. So weit, so gut. Das funktioniert allerdings nur, wenn die verbundenen Methoden miteinander kompatibel sind. Sie müssen in ihrem Denken und Handeln auf einer Ebene sein. Wenn in der „integrativen Medizin" die Schulmedizin stets Grundlage sein soll (was kaum bestritten wird), dann müssen die mit ihr zu kombinierenden „außerschulischen" Methoden in ihren theoretischen Grundannahmen mit dieser zumindest harmonieren. Das funktioniert beispielsweise bei den klassischen Naturheilverfahren gewiss ohne große Probleme. Bei der Homöopathie hingegen wird ein solches Integrieren mit unlösbaren Schwierigkeiten konfrontiert. Wenn das naturwissenschaftliche Denken unabdingbare Grundlage einer solchen „integrativen Medizin" darstellt, ist die Homöopathie dort nicht integrierbar. Denn kaum ein Verfahren der Alternativmedizin steht den weltanschaulichen Grundlagen der Schulmedizin so diametral gegenüber wie das Heilen mit Globuli. Eine so verstandene „integrative Medizin" bezeichnet der Psychologe und Philosoph Harald Walach als einen verkappten Kolonialisierungsversuch, der „das Andere" nur integriere, um es zähmen und beherrschen zu können. „Das ganz Andere" müsse sein Anderssein behalten, sonst gehe es zugrunde – mit ihr aber auch die Medizin: *„Eine Medizin ohne das Andere ist wie jede menschliche Praxis ohne Widerpart nicht nur langweilig, sondern zum inneren Tod verurteilt."* [134]

Für die Homöopathiekritiker sind solche Gedanken Haarspaltereien, die am eigentlichen Thema völlig vorbeigehen. Ihr Credo ist kurz und bündig: Eine Verbindung von Schulmedizin mit Alternativmedizin ist grundsätzlich schädlich. Denn Wirksames kann durch Unwirksames nicht besser, sondern nur schlechter gemacht werden. Eine Dauerschleifenargumentation, die mit der Tatsache steht und fällt, dass sich „das Wirksame" tatsächlich immer als wirksam erweist. Eine Behauptung, die durch jede Doppelblindstudie widerlegt wird. Selbst wenn dort ein Medikament signifikant besser als Placebo abschneidet, bleibt es in der Regel in 30 bis 40 Prozent der Fälle ohne Wirkung. Kein Umstand erklärt besser den Run so vieler Patienten auf die alternative und komplementäre Medizin. Sicher wollen sie, dass man ihnen besser zuhört, dass man mehr Zeit für sie hat, dass man sie mit weniger aggressiven Methoden und Medikamenten behandelt. Zuallererst aber wollen sie, dass man ihnen hilft. Wegen eines vermeintlich hohen Wellnessfaktors geht kein von der evidenzbasierten Medizin austherapierter Kranker zu den Homöopathen. In deren Sprechzimmer sitzen mehr „Ungläubige", als die Kritikerszene vermutet.

Aber auch das wird überzeugte Skeptiker nicht umstimmen, wohl nicht einmal ins Grübeln bringen. Für sie heißen die drei Pfeiler der Homöopathie Unwirksamkeit, Nutzlosigkeit und Gefährlichkeit. Diese sind absolut, und an ihnen kann nicht gerüttelt werden, weil sie (so ihre Überzeugung) auf unantastbaren Fakten ruhen. Die Kritiker haben sich einem hohen Ziel verschrieben: die Medizin besser zu machen, indem falsche Medizin ausgemerzt wird. Haben sie mit ihrem Kampf Erfolg, werden die Patienten nur noch eine streng naturwissenschaftlich abgesicherte Einheitsmedizin zur Verfügung haben und nicht mehr selbst entscheiden können, auf welche Weise sie medizinisch betreut und therapiert werden. Auch für die Ärzte hieße das, sich von der Therapiefreiheit zu verabschieden. Das sei, so die Gegner von Globuli & Co., nun mal der Preis für die bestmögliche Medizin, die es gebe. All das ist für die organisierte Homöopathiekritik notwendig für den Fortschritt der Medizin und das Wohl der Kranken. Sei das Ziel erst einmal erreicht und habe sich eine „globulifreie Medizin" überall durchgesetzt, werde niemand mehr der Homöopathie nachweinen, und all den anderen alternativen Verfahren, die mit ihr verschwunden sind, auch nicht. Somit heißt die Mission, die einzig wahre Medizin vor der Gefahr der Infiltration und Unterwanderung durch alternative Heilmethoden zu schützen. Für dieses hohe Ideal lohnt es sich, jeden Kampf zu kämpfen.

> Wenn du kämpfst gegen was immer es sei, wird dir die ganze Welt verdächtig werden ...
> ANTOINE DE SAINT-EXUPÉRY, FRANZÖSISCHER SCHRIFTSTELLER[135]

17
Ist Homöopathie gefährlich?

> Ärztin warnt vor Globuli:
> Patienten können sterben!
>
> SCHLAGZEILE „HAMBURGER ABENDPOST", 30. JANUAR 2019[136]

Der Globuli-Spaß hört auf, wenn es um Leib und Leben geht. Wenn die Gefahr besteht, dass man durch eine homöopathische Therapie sterben könnte, muss eingegriffen werden. Das leuchtet jedem ein. Wohl jeder würde die Warnung: „Achtung, Globuli! Finger weg!" ernst nehmen und beherzigen, wenn man sich dadurch in Lebensgefahr brächte. Ich schreibe das im Konjunktiv, weil zunächst einmal nachgewiesen werden müsste, ob man durch Globuli tatsächlich sterben kann, wie die Ärztin (Natalie Grams, die Leiterin des INH) in der Zeitung scheinbar behauptet. Klingt die Aussage doch ziemlich grotesk: Lebensgefahr durch Globuli, in denen nachweislich kein Wirkstoff drin ist ...

Tod durch Globuli? Das soll es tatsächlich geben – oder gegeben haben. In den USA sollen zehn Kleinkinder durch homöopathische Tabletten gegen Zahnungsbeschwerden ums Leben gekommen sein. „Wenn Globuli den Tod bringen" titelte daraufhin der Politologe Bernd Harder, Pressesprecher der GWUP, im Februar 2017 auf dem Skeptiker-Blog und sprach davon, dass die gefährlichen Lügen der Homöopathie potenziell tödlich sein können.[137] Der mediale Aufschrei war gewaltig. In allen Gazetten wurde vor der Homöopathie gewarnt. Da fragt sich natürlich, wie es möglich ist, dass Zuckerkügelchen Kinder umbringen? Zunächst waren es keine Globuli, sondern Tabletten, aber das ist nebensächlich. Entscheidend ist die Tatsache, dass sie überhaupt Nebenwirkungen hervorgerufen haben, manche scheinbar so stark, dass sie für diese Babys tödlich endeten. Folglich musste in den Tabletten etwas drin gewesen sein, was dafür verantwortlich gemacht werden konnte. In entsprechenden Analysen wurde man dann auch fündig. Man fand Gifte aus der Tollkirsche: Atropin und Scopolamin. Die Mittel enthielten nach Deklaration homöopathisch aufbereitetes Belladonna, also Tollkirsche. Daraus wollte man schließen, dass die Kinder wohl an einer Tollkirschenvergiftung gestorben waren. Was bei der Untersuchung auffiel: Die Giftkonzentration schwankte in den analysierten Proben einer Verdünnungsstufe oft erheblich. Obwohl Belladonna laut Produktbeschreibung in genau definierter Menge enthalten war, fanden die Kontrolleure Atropinwerte zwischen „nicht nachweisbar" bis zu 1100 Nanogramm pro Tablette. Bei Einhaltung der von den Herstellern angegebenen Rezeptur hätten in keiner der Tabletten Tollkirschengifte nachweisbar sein dürfen. Stimmte da wohl etwas mit der Herstellung nicht?

Erst einmal zu der Frage, ob mit der Höchstmenge der gemessenen Gifte in den homöopathischen Tabletten ein Kleinkind getötet werden kann. Dafür gibt es toxikologische Daten. Die sprechen eine eindeutige Sprache. Für Kleinkinder liegt die tödliche Menge Atropin bei 10 Millionen Nanogramm. Die für einen 5 kg schweren Säugling niedrigste Grenze, ab der Atropin erst eine toxische Wirkung auszulösen vermag, liegt bei 165 000 Nanogramm. Der Höchstwert der in Verdacht geratenen homöopathischen Zahnungstabletten lag bei 1100 Nanogramm. Im Vergleich: Die nach deutschem Arzneimittelrecht am tiefsten potenzierte, ohne ärztliche Verordnung zu beziehende homöopathische Belladonna-Zubereitung (die D4), enthält 100 Nanogramm Atropin pro Gramm Arzneistoff.[138] Nun braucht es doch recht viel Phantasie, um zu behaupten, dass in den gemeldeten Fällen die Kinder an einer von dem homöopathischen Mittel ausgelöste Tollkirschenvergiftung gestorben sind. Doch genau so ging es durch alle Medien: „Zehn tote Babys wegen Tollkirsch-Globuli" titelte der Schweizer Blick,[139] „Zehn Kinder starben nach Einnahme von Globuli" [140] hieß es in der ZEIT, und auf CHIP -Online war groß zu lesen: „Schon 10 Tote durch Globuli! Schmeißen Sie homöopathische Gift-Pillen sofort weg!" [141]

Wie aber ist das Gift in die Tabletten gekommen? Das rührt an einem ganz zentralen Problem, dem der unkontrollierten Herstellung nämlich. Anders als in Deutschland und Europa unterliegen Homöopathika in den USA nicht dem staatlichen Kontrollsystem. Sie können ohne spezifische Überwachung hergestellt und vertrieben werden – ähnlich den Nahrungsergänzungsmitteln bei uns. Die homöopathischen Mittel unterliegen in Deutschland dem Arzneimittelrecht, das für Herstellung und Vertrieb strenge Regelungen vorschreibt. Die einzig plausible Erklärung, weshalb die Tabletten Atropin und Scopolamin aus der Tollkirsche enthielten, ist ein fahrlässiges Handeln in der Produktion, das aufgrund des Fehlens eines Kontrollsystems, (vielleicht über Jahre) unerkannt blieb. Das kann man aber nicht der Homöopathie als Methode anlasten, sondern einer mangelhaften staatlichen Aufsicht. Nun verwundert es aber sehr, dass gerade die organisierte Homöopathiekritik von der Politik fordert, die Homöopathie vollkommen aus der Apotheke zu entfernen. Da Globuli keine Medizin seien, hätten sie in Apotheken auch nichts verloren, so die Argumentation.

Die politischen Forderungen des INH zielen darauf, den Homöopathika ihren Status als Arzneimittel abzuerkennen. Sie könnten ja beim Discounter, am Kiosk oder der Tankstelle erworben werden, nicht aber in der Apotheke. Das suggeriere eine Wirksamkeit, die nicht vorhanden sei. Deshalb gehöre das Arzneimittelgesetz entsprechend geändert. Dann aber hätten wir ähnliche Verhältnisse wie in den USA. Es gäbe keine staatliche Kontrolle mehr, weder was die Herstellung noch den Verkauf von Globuli betrifft. Tragische Vorfälle wie dort ließen sich auch bei uns nicht mehr ausschließen und der Patientensicherheit wäre ein Bärendienst erwiesen. Setzt sich das Informationsnetzwerk Homöopathie mit dieser Forderung durch, könnten Globuli tatsächlich lebensgefährlich werden. Wie das Beispiel aus Amerika zeigt, ist das Aufgeben des Schutzes, den das Arzneimittelrecht bietet, fahrlässig und bringt Patienten in Gefahr.

Nun sind sich die Homöopathiekritiker klar darüber, dass das „Globuli-sind-gefährlich-Argument" leicht angreifbar ist.

Die Vorfälle in den USA als Beleg für diese Behauptung anzuführen, ist schnell als blinde Polemik durchschaubar. Und zudem: Entweder sind die Globuli wirkungslos, dann haben sie auch keine Nebenwirkungen. Oder aber, die Homöopathie kann durchaus Nebenwirkungen machen, dann ist sie aber nicht wirkungslos. Um diesem Dilemma zu entkommen, argumentieren die Gegner inzwischen mehr in Richtung „Gefahr durch Unterlassung". Die Anwendung von Globuli sei aus dem Grund gefährlich, weil man dadurch oft eine „richtige Therapie" unterlasse. Nicht die Kügelchen seien eine Gefahr, sondern das Unterlassen oder Hinauszögern einer sinnvollen und wirksamen Behandlung. So warnt Christian Lübbers eindringlich davor, auf Globuli zu vertrauen, weil *„Homöopathie durch Verzögerung oder Unterlassen einer adäquaten Therapie schadet, schmerzt oder tötet".* [142]

Dieses Argument hat nun schon mehr Substanz. Wer bei Verdacht auf Schlaganfall zunächst einmal nach dem Motto „Abwarten und Globuli lutschen" verfährt, handelt verantwortungslos. Wer das sogar als Behandler macht, sollte sich überlegen, ob es nicht sinnvoller wäre, seinen Lebensunterhalt mit dem Einräumen von Regalen beim Discounter zu verdienen. Doch wer verhält sich so? Gibt es verlässliche Zahlen, wie viele Menschen durch Homöopathie zu Schaden gekommen sind, weil man eine notwendige schulmedizinische Behandlung unterlassen hat? Die Kritiker können mit solchen Belegen, die über anekdotische Einzelfälle hinausgehen, jedenfalls nicht aufwarten. Und andersrum: Ist die Gefahr der Unterlassung bei Schmerzmitteln geringer, die man bedenkenlos nimmt, nur um einen lästigen Schmerz verschwinden zu lassen? Wie viel Gefahr liegt in diesem Zusammenhang wohl in der „Kopfschmerz-muss-nicht-sein-Werbung" für Ibuprofen & Co.?

Natürlich kann man bei alltäglichen Beschwerden einen Bogen um Globuli machen und von Anfang an immer gleich zu „richtiger Medizin" greifen. Dann muss man halt damit leben, dass sich Nebenwirkungen zeigen können. (Der Beipackzettel von z.b. Ibuprofen-Tabletten ist über 50 cm lang, doppelseitig eng bedruckt, zwei Drittel des Umfangs beziehen sich auf Warnhinweise und Nebenwirkungen). Oder man befolgt den Rat der Homöopathiekritiker und macht gar nichts, weil die allermeisten Krankheiten eh von allein wieder vergehen. Wie gefährlich aber kann dieser Rat werden? Ist das nicht gar als Aufforderung zur Unterlassung aufzufassen?

Dass Medizin nicht immer nur ein Segen ist, sondern mitunter eine nicht unerhebliche Gefahr für die Gesundheit darstellen kann, dürfte jedem bekannt sein. Therapie kann heilen – leider aber auch noch kränker machen oder gar das Leben gefährden. Inzwischen zählen Nebenwirkungen von Arzneimitteln zu der dritthäufigsten Todesursache überhaupt. In Deutschland sollen täglich Tausende von Patienten wegen Arzneinebenwirkungen in die Klinik kommen. Daran sterben jährlich zwischen 30 000 und 50 000 Menschen. Die Behandlung von Nebenwirkungen kostet die deutschen Krankenkassen jährlich bis zu 400 Millionen Euro.[143] Bleibt letztlich die Frage: Wo sollte man mehr Energie hineinstecken, um Patienten zu schützen? In mehr Arzneimittelsicherheit in der konventionellen Medizin oder in die Bekämpfung der Homöopathie? Um wie viel sicherer würde die medizinische Behandlung, gelänge es den Kritikern, die Homöopathie aus der Medizin zu entfernen? In welchem Bereich lohnt ein Eingreifen mehr, wenn man Patienten vor den Folgen einer Therapie schützen will? Die Antworten überlasse ich Ihnen.

Die Gefahr, an den langfristigen Folgen einer Dauermedikation zu sterben, ist deutlich höher als die Gefahr, durch homöopathische Therapie eine lebensrettende Maßnahme zu versäumen und dadurch zu sterben.

HARALD WALACH, PSYCHOLOGE UND PHILOSOPH[144]

18
Wird die Medizin ohne Homöopathie besser?

> Wir sind nicht einfach nur "gegen" die Homöopathie, wir setzen uns auch für eine bessere Medizin ein.
>
> WOLFGANG VAHLE, INFORMATIONSNETZWERK HOMÖOPATHIE[145]

Auch in der modernen Schulmedizin gibt es noch Luft nach oben. Das geben die Homöopathiekritiker unumwunden zu. Die Schwachstellen kenne jeder: Zu wenig Zeit für den einzelnen Patienten, eine als seelenlos empfundene Apparatemedizin, „chemische" Arzneimittel, deren mögliche Nebenwirkungen Angst machen, eine Zweiklassenmedizin und eine Pharmaindustrie, die manchmal ihre Geschäftsinteressen über das Wohl der Patienten stelle. Das alles gebe es sehr wohl, so die Kritiker der Globuli-Medizin. Und dies sei ein Hauptgrund dafür, dass so viele Patienten sich in die Hände von Alternativmedizinern begeben, die oft mit skrupellosen Heilungsversprechen ahnungslose Kranke in ihre Fänge locken. Deshalb seien die Schwächen der modernen Medizin auch für den Zulauf zu den Homöopathen verantwortlich. Aus diesem Grund sei es nicht damit getan, die Homöopathie aus der Medizin zu verbannen, sondern auch die „echte Medizin" zu verbessern und weiterzuentwickeln.

In ihrem Buch „Gesundheit!" präsentiert Natalie Grams ihre Vorstellungen einer „vernünftigen Medizin", die es zum Wohle der Patienten zu entwickeln gelte. Um die Medizin zu verbessern, müssten einige Änderungen angestrebt werden, so Frau Grams. Hier ihre wichtigsten Forderungen kurz zusammengefasst:[146]

- Mehr Transparenz in der Pharmaindustrie, sowohl bei Geldzuwendungen an Ärzte, in der Preisgestaltung und im Umgang mit Studien, die von pharmazeutischen Unternehmen in Auftrag gegeben werden.
- Bei der gesetzlichen Krankenversicherung soll es keine Satzungsleistungen mehr für alternative Heilmethoden wie Homöopathie geben. Das würde die Kassenbeiträge entlasten. Unwirksames dürfe nicht auf Kosten der Solidargemeinschaft finanziert werden. Das brächte mehr Sicherheit und Ehrlichkeit in die Medizin.
- Der Beruf des Heilpraktikers müsse dringend und umfassend reformiert werden.
- Im medizinischen Hochschulstudium müsse die evidenzbasierte, wissenschaftliche Medizin gestärkt werden, während Alternativverfahren keinen Platz an Universitäten haben dürften.
- Staatliche Förderungen für alternative Heilverfahren sind einzustellen.
- Angehende Ärztinnen und Ärzte sollten besser im empathischen Umgang mit den Patienten geschult werden. Die „sprechende Medizin" ist zu fördern.
- Der Verbraucherschutz gegen wirkungslose Heilangebote sollte gestärkt werden. Man müsse alle Akteure im Ge-

sundheitsbereich auf wissenschaftlich belegte Mittel und Methoden verpflichten.

- Schließlich sollten Gesetzesänderungen dafür sorgen, dass „besondere Therapierichtungen" wie Homöopathie und Anthroposophische Medizin neben der evidenzbasierten Medizin keinen Platz im Gesundheitsweisen mehr haben. Präparaten dieser Therapierichtungen müsse der Status als Arzneimittel entzogen werden.

Mit diesem Maßnahmenkatalog verspricht sich Natalie Grams eine wesentliche Verbesserung der gegenwärtigen Medizin und Behebung der zentralen Probleme im Medizinbetrieb. Auffallend ist, dass sich die Mehrzahl der Vorschläge auf eine Ausgrenzung alternativer Heilverfahren bezieht. Anscheinend ist Frau Grams der Meinung, mit der Eliminierung der Alternativmedizin aus dem Gesundheitswesen die größten Schwachstellen beseitigen zu können und die Medizin für die Patienten wirksamer und sicherer zu machen. Kurz: Ohne Globuli & Co. bekommen wir eine bessere Medizin. Dabei stellt sich jedoch die Frage, ob die von Frau Grams ausgemachten Probleme wirklich die drängendsten sind. Eine Analyse der gegenwärtig wichtigsten Herausforderungen, vor der die gegenwärtige Medizin steht, bringt ein anderes Bild:

- Es gibt immer mehr chronisch erkrankte Menschen. Die Zahl chronisch-entzündlicher Erkrankungen wie Asthma bronchiale, Morbus Crohn, Multiple Sklerose, Diabetes mellitus, Neurodermitis und vieler Autoimmunkrankhei-

ten ist in den letzten 40 Jahren um das Drei- bis Vierfache gestiegen.[147]
- Die Zahl psychisch kranker Jugendlicher hat sich in den vergangenen zehn Jahren fast verdoppelt. Einer Studie des Robert-Koch-Instituts von 2018 zufolge waren fast 17 Prozent der Kinder und Jugendlichen psychisch auffällig.[148]
- Nebenwirkungen von Medikamenten sind inzwischen zur dritthäufigsten Todesursache geworden.[149]
- Fast die Hälfte der Krebspatienten stirbt an den Folgen der Chemotherapie und nicht am Tumor selbst.[150]
- Rund zwei Millionen Deutsche sind heute medikamentensüchtig. Damit ist die Medikamentenabhängigkeit die zweihäufigste Sucht nach der Alkoholsucht und vor der Tabaksucht. Die wirtschaftlichen Folgekosten belaufen sich auf ca. 14 Milliarden Euro im Jahr.[151]
- Die WHO prognostiziert, dass 2050 weltweit rund zehn Millionen Menschen an Infektionen sterben, gegen deren Erreger keine Antibiotika mehr wirksam sind.[152]
- Jährlich werden in Deutschland über acht Tonnen Humanarzneiwirkstoffe in die Umwelt abgegeben (zu 80 Prozent über Patientenausscheidungen), die als potenziell umweltrelevant und gesundheitsschädlich gelten. Laut Experten stellen sie ein humantoxikologisches Risiko dar, da sie von den Kläranlagen kaum neutralisiert werden können.[153]

Natalie Grams' Vorschläge für eine „bessere Medizin" greifen sicher an einigen Schwachpunkten an (z. B. an der Verflechtung mit der Pharmaindustrie und am weit verbreiteten Zeitmangel im ärztlichen Alltag). An den wirklich „großen Themen" aber gehen sie vorbei. Es entsteht der Eindruck, als wolle sie Nebenkriegsschauplätze zu zentralen Schlachtfeldern aufwerten. Indem man Alternativmedizin wie die Homöopathie aus der Medizin entfernt, wird keine einzige Antibiotikaresistenz verhindert. Und es ist zu befürchten, dass auch die Menge von Arzneimittelrückständen, die die Natur belasten, eher zu- als abnimmt. Die Forderung nach einer „Globukalypse" kann in einem Bereich jedoch besonders negative Folgen nach sich ziehen: bei den chronisch Kranken. Sie vor allem sind es, die nach alternativen Ansätzen suchen, da hier die Schulmedizin nicht selten keine wirkliche und dauerhafte Hilfe bieten kann. Dadurch nimmt man ihnen potenziell hilfreiche Optionen. Hier kommt die Ethik mit ins Spiel.

Homöopathen wird von Vertretern der organisierten Homöopathiekritik häufig ein unethisches Handeln vorgeworfen. Schließlich sei es nichts weiter als Betrug, kranken Menschen wirkstofffreie Zuckerkügelchen als wirksame Medizin anzudrehen. Deshalb wird auch nicht selten gefordert, homöopathisch tätigen Ärztinnen und Ärzten die Approbation zu entziehen. Dass homöopathische Globuli häufig keine Wirkstoffe mehr enthalten, dürfte inzwischen allgemein bekannt sein. Behaupten, sie seien aus diesem Grund auch wirkungslos, kann man nur, wenn man eine Wirkung ausnahmslos an eine molekulare Grundlage knüpft. Homöopathen stellen dies in Frage und sind der Auffassung, dass es einen noch nicht bekannten Wirkmechanismus für ihre Mittel geben müsse. Aus ihren praktischen Erfahrungen im therapeutischen Alltag schließen sie auf eine spezifische Wirkung der Globuli. Deshalb wenden sie diese auch an. Die Frage ist nun: Ist das Anwenden einer Methode, für die es (nach aktuellem Wissensstand) keine naturwissenschaftlich gesicherte Grundlage gibt, Betrug? Wer dies bejaht, erhebt die Naturwissenschaft zu einem zentralen Kriterium der Ethik. Menschliches Handeln wird dann an der Vereinbarkeit mit naturwissenschaftlichen Thesen und Erkenntnissen gemessen. Naturwissenschaft bekommt damit die Macht, über gutes und schlechtes Handeln urteilen zu können. Kann das aber eine Wissenschaft, die sich ständig wandelt und in der der Irrtum allgegenwärtig ist? Ist das nicht an sich selbst ethisch zumindest problematisch, weil man die Ethik einer zwar Erkenntnis suchenden, aber darin immer fehlbaren Wissenschaft unterordnet?

Mit der „Globukalypse" nehmen die Homöopathiekritiker Patienten eine therapeutische Möglichkeit. Was bieten sie als Ersatz an? Mehr Empathie und mehr Zeit. Das ist lobenswert, aber ob dies allein genügt, um bei chronisch Kranken, denen keine schulmedizinische Hilfe mehr geboten werden kann, eine Wende in ihrem Leidensprozess herbeizuführen, sei dahingestellt. Es ist nicht mehr als eine bloße Vermutung. Noch dazu lässt sich Empathie nur bedingt erlernen. Und nichts ist im heutigen Gesundheitssystem wohl schwieriger umzusetzen, als mehr Zeit für jeden einzelnen Patienten anzusetzen. Die Meinung, man könne die Globuli mit mehr „sprechender Medizin" ersetzen ist ziemlich blauäugig und geht zudem an den absehbaren Entwicklungen vorbei. Die Tendenz geht eindeutig in eine ganz andere Richtung. Es zeichnet sich nämlich ab, dass das Gesundheitswesen der Zukunft vom sogenannten „E-Health" bestimmt sein wird, das Großkonzerne wie Google und Amazon kontrollieren werden. Dabei ist das erklärte Ziel: App statt Arzt. Digitale Anwendungen werden immer öfter den Arzt ersetzen: Alexa weiß mehr als dein Hausarzt. Über die Analyse der Stimme werden Diagnosen gestellt. Google arbeitet zurzeit an einer Technologie zur Erfassung der Körpertemperatur über Ohrstöpsel. Die digitalen Gesundheitsdienstleister verordnen (bzw. verkaufen) künftig Apps für jede Krankheit. Diese gibt es heute schon z.b. für Migräne oder Diabetes.[154] Gewiss können diese Neuerungen Positives bewirken. Durch sie könnte es möglich sein, dass der Arzt sogar mehr Zeit für den einzelnen Patienten aufbringen kann. Das aber nur dann, wenn sich an der Struktur des Gesundheitswesens etwas Grundsätzliches ändert.

Wenn die Homöopathiekritiker die Lösung aller Probleme der Medizin in langen und empathischen Arztgesprächen in der Sprechstunde sehen, dann haben sie die Zeichen der Zeit nicht erkannt. Auch das zeigt: Eine wirkliche Alternative zu den Globuli haben die Kritiker nicht anzubieten. Was hat das nun mit Ethik zu tun?

Wer etwas wegnimmt, muss etwas anderes anbieten, wenn möglich etwas Besseres. Wenn er das nicht kann, muss er sich die Frage gefallen lassen, wie seriös (oder eben ethisch) sein Handeln ist. Der Hinweis, Homöopathie wirke ja eh nicht, läuft ins Leere. Homöopathie wirkt zweifelsohne, man streitet nur darüber, wie. Die Frage dabei ist, ob dies über den Placeboeffekt oder über einen noch unbekannten Wirkmechanismus abläuft. Die Wirksamkeit im konkreten praktischen Alltag belegen zahllose Studien aus der Versorgungsforschung. Auch Natalie Grams gesteht das offen ein, wenn sie schreibt: *„Ja, ich habe unter homöopathischer Therapie schwere Angstzustände und Depressionen verschwinden, bösartige Krebsgeschwüre zurückgehen und akute eitrige Mandelentzündungen heilen sehen."* [155] Das zeigt klar: Das System Homöopathie funktioniert, wenn auch nicht ersichtlich ist, wie. Es mag ja sein, dass sie eine Art perfektionierter Placeboeffekt ist. Wenn es ums Heilen geht, steht nicht die Frage nach dem *Wie* an erster Stelle. Wichtig ist vor allem, *dass* geheilt wird – besonders für den Patienten.

So bleibt die Frage offen, was kranke Menschen tun sollen, denen nach allen Regeln einer wissenschaftlichen und evidenzbasierten medizinischen Kunst nicht geholfen werden kann. Sollte die „Globukalypse" kommen, und mit ihr die Verbannung der alternativen Heilkunde aus der Medizin, dann wird sich zeigen, ob dies tatsächlich eine „bessere Medizin" ist. Die Homöopathiekritiker werden ihr Versprechen den Patienten gegenüber einlösen müssen, dass eine Medizin ohne „alternativen Humbug" besser für sie ist. Abertausende schulmedizinisch Austherapierte dürften die berechtigte Frage stellen, weshalb man ihnen schulmedizinisch nicht helfen konnte, und nun auch noch den Zugang zu Alternativen verwehrt. Kranke suchen Heilung wie der Gebirgsbach das Tal. Man wird sie nicht aufhalten können, dort nach Hilfe Ausschau zu halten, wo sich Globuli & Co. ein zweifelhaftes Refugium geschaffen haben werden: in den zwielichtigen Gassen der esoterischen Gaukler und Scharlatane, wo keine staatliche Regulierung greift und wo es weder Kontrolle noch steuernde Einflussnahme gibt. Die Medizin mag sich dann zu einem „rationalistischen Reinraum" entwickelt haben, doch sie wird damit mehr und mehr den Bezug zu ihrem eigentlichen Auftrag verlieren. Und den hat keiner treffender formuliert als der Begründer der Homöopathie:

> Des Arztes erster und einziger Beruf ist es, kranke Menschen gesund zu machen, was man heilen nennt.
>
> SAMUEL HAHNEMANN[156]

19
IST DIE HOMÖOPATHIE EINE ESOTERISCHE IRRLEHRE?

> Der Fachbereich Humanmedizin der Philipps-Universität Marburg verwirft die Homöopathie als eine Irrlehre ... und (wir) sind nicht bereit, unseren dem logischen Denken verpflichteten Standpunkt aufzugeben zugunsten der Unvernunft.
>
> MARBURGER ERKLÄRUNG HOMÖOPATHIE[157]

Selbst die aufgeklärten Wissenschaften sind nicht frei davon, in ihrer Argumentation in das Fahrwasser des Dogmatismus zu gelangen. Das Zitat aus der sogenannten „Marburger Erklärung" des Fachbereichs Humanmedizin der Universität Marburg ist ein Beleg dafür. Darin „verwirft" er die Homöopathie als „eine Irrlehre". Das könnte vom Stil her aus einem Dekret der Glaubenskongregation des Vatikans stammen. Es schwingt etwas Unfehlbares in diesen Worten und zweifellos etwas Religiöses. Der Begriff „Irrlehre" stammt ursprünglich nicht aus den Naturwissenschaften, sondern aus der Theologie. Sie bezeichnet eine Lehre, die im Widerspruch zu allgemein anerkannten kirchlichen Überzeugungen steht. Ihre Anhänger nennt man Häretiker oder Ketzer.

Eine Irrlehre leugnet eine Wahrheit. Da es in den Wissenschaften aber nicht um Wahrheit geht, sondern lediglich um Wahrscheinlichkeiten, spricht man im wissenschaftlichen Kontext auch selten von Irrlehre, sondern verwendet meist den Begriff des wissenschaftlichen Irrtums. Wenn er doch gebraucht wird, bekommt eine entsprechende Aussage ungewollt einen ideologischen Anstrich – so auch in der in einem deutlich apodiktischen Ton verfassten „Marburger Erklärung". Der unvoreingenommene Leser bekommt den Eindruck, dass „nicht sein kann, was nicht sein darf". Vom hohen Ross des Katheders herab eine unliebsame Methode zu verwerfen, hat zudem etwas Arrogantes und Bevormundendes. Eine solche Art dogmatischer Belehrung kommt heute bei den Menschen jedoch meist nicht gut an. Wohl auch deshalb hat das Informationsnetzwerk Homöopathie gleich nach seiner Gründung eine „Freiburger Erklärung" verfasst, die ähnliche Positionen bezieht wie das Papier aus Marburg, aber einen weicheren Ton wählt und in der der Begriff der Irrlehre nicht mehr vorkommt.[158] Gleichwohl wird die Homöopathie seitens der Kritiker auch heute noch als eine quasi-religiöse Verirrung betrachtet, die ohne Zweifel dem Bereich des Esoterischen zuzuordnen sei und von der eine Gefahr für das rationale Denken ausgehe.

Dass Kritiker die Homöopathie gerne mit Religion, Aberglaube und Esoterik in Verbindung bringen, überrascht natürlich nicht, wenn man um die streng naturalistische und atheistische Grundhaltung der meisten Globuli-Gegner weiß. So nennen sie die Zuckerkügelchen gerne auch „Glaubulis" und die Homöopathen „Glaubulisten". Nicht verwunderlich ist es auch, wenn sie die Homöopathie als Sekte bezeichnen und schon mal von den „Zeugen Samuels"[159] sprechen. Homöopathen hätten ein in sich geschlossenes Weltbild, das gegen Kritik mit religiösem Eifer verteidigt würde. Eckart von Hirschhausen, einer der prominentesten Kritiker der Homöopathie, verlinkt auf seiner Homepage für weitere Informationen zur Alternativmedizin auch direkt zum Sekten-Info des Landes Nordrhein-Westfalen.[160] Dort gibt es verschiedene Checklisten, mit denen man herausfinden kann, ob man einem sektiererischen Angebot aufgesessen ist. Eine solche gibt es auch für alternative Heilverfahren. Wer sieht es da nicht als erwiesen an, dass Homöopathie irgendwie so etwas wie Scientology ist. Auch Homöopathieaussteigerin Natalie Grams ist sich sicher, dass hinter der scheinbar natürlichen Heilweise der Homöopathie eine Sekte steckt: *„Heute würde ich ganz klar sagen: Die Homöopathie ist eine Sekte. Schon allein, weil man die Filterblase des Glaubens so sehr schützt und Abtrünnige wie mich regelrecht verfolgt."* [161] Stimmt diese Aussage?

Schwer zu sagen. Es kommt darauf an, welche Definition man für den Sektenbegriff wählt. Ganz allgemein ist eine Sekte nichts weiter als eine besondere Richtung oder Bewegung religiöser, philosophischer oder politischer Art, die andere Ansichten vertritt als allgemein anerkannt. Menschen, die solche Überzeugungen vertreten, schließen sich dann zu Gruppen zusammen, die als Sekten bezeichnet werden. Wenn man dies auf die Medizin überträgt, kann man die Homöopathie durchaus als medizinische Sekte bezeichnen, ebenso alle anderen alternativen und komplementären Methoden, die nicht in die naturwissenschaftliche Medizin einzuordnen sind. Damit ist aber noch kein Werturteil verbunden. Dieser allgemeine Sektenbegriff spielt in der heutigen Diskussion jedoch kaum eine Rolle. Hier wird er in der Regel in einem negativen Sinne gebraucht. Meist steht er für religiöse Gruppen, von denen eine gewisse Gefahr ausgeht. In diesem Zusammenhang wird Sekten ein unethisches Handeln vorgeworfen, indem sie sich gegen Grundwerte wie Menschenwürde, Freiheit, Toleranz und Selbstentfaltung der Menschen wenden. Sekten führten zu Abhängigkeit von der Gruppe oder einer allmächtigen Führerpersönlichkeit, würden aggressiv missionieren, sich gegen Kritik abschotten und Aussteiger verfolgen.

Gibt es eine solche von der Ex-Homöopathin Grams beschriebene homöopathische Sekte überhaupt? Welche Gruppe wäre es dann? Der „Deutsche Zentralverein der homöopathischen Ärzte", der mehrere tausend homöopathische Ärzte vertritt? Der „Bundesverband Patienten für Homöopathie", der sich für die Belange von Patienten einsetzt, die homöopathisch behandelt werden wollen? Heilpraktikerverbände, zu denen sich homöopathisch arbeitende Heilpraktiker zusammengeschlossen haben? Homöopathieschulen, die in homöopathischer Therapie ausbilden? Oder gibt es eine geheime Dachorganisation, die im Hintergrund all diese Vereinigungen steuert und die Funktion der Sekte übernimmt? Oder ist es doch nur die von Grams angenommene Filterblase des Glaubens an die Heilkraft der Globuli, die schon genügt, um behaupten zu können, Homöopathie sei eine Sekte? Sekten werden von Menschen begründet, die ganz bestimmte Auffassungen haben. Eine Sekte kann nie eine Methode für sich allein sein. Homöopathen wie Skeptiker können sich zu sektiererische Gruppierungen zusammenschließen, damit wird aber ihre Methode und Ansicht an sich noch nicht zur Sekte. Die Aussage „Homöopathie ist eine Sekte" ist daher genauso unlogisch und falsch wie die Behauptung „Skeptizismus ist eine Sekte".

Die Anhänger der homöopathiekritischen Skeptikerbewegung sind schnell dabei, etwas, was nicht rational erklärbar ist, in den Bereich von Esoterik und Aberglaube einzuordnen. Ihr gesunder Menschenverstand akzeptiert ausschließlich das streng rationale Denken und das, was sich mit dessen Hilfe erklären lässt. Alles andere beruht auf Fehlschlüssen, Täuschungen, Wunsch- oder gar Wahnvorstellungen. Dabei sind für sie die Grenzen zum Psychopathologischen fließend. So war auch auf Twitter unter dem Hashtag Homöopathie zu lesen: *„Dass kollektiv wahnerkrankte Menschen im 21. Jahrhundert an Hokuspokus glauben, wundert den nicht, der Erfahrungen in der psychiatrischen Diagnostik hat."* [162] Dieses Zitat fasst die Problematik kurz und knapp zusammen. Wie kann man in der heutigen Zeit, in der das naturwissenschaftliche und rationale Denken so zentral unser aller Denken und Handeln bestimmt, noch an die Heilkraft wirkstoffloser Zuckerkügelchen glauben? Das kann man wohl nur mit Störungen in der Psyche solcher Menschen erklären. Da Homöopathie immer noch so beliebt und verbreitet ist (und das weltweit), muss man von einer kollektiven Wahnerkrankung sprechen. Homöopathiegegner Jörg Kachelmann hat dafür einen griffigen Begriff geschaffen und spricht von den „durchgeknallten Homöopathioten".[163] Und eine klare Forderung an die Politik schickt der bekannte Meteorologe auch gleich noch hinterher: *„Ärzte, die unter Missachtung der Wissenschaft und ihres Eides zur eigenen Bereicherung und Befriedigung ihres Sektenglaubens Homöopathie verschreiben, müssen ihre Approbation verlieren."* [164]

Die Homöopathen mögen es zu Recht als Diffamierung betrachten, kollektiv als Sekte esoterischer Spinner mit psychopathologischem Hintergrund betrachtet zu werden. Doch so leicht lässt sich dieser Vorwurf nicht wegwischen. Wie schon in einem früheren Kapitel aufgezeigt, gibt es in der Globuli-Szene durchaus manch skurrile Elemente. Diese machen es den Kritikern leicht, der Homöopathie als Ganzes den Anschein des Obskuren, Manipulativen und auch Kriminellen zu geben. Das ist ohne Zweifel ein Problem der Homöopathie. Die Frage ist nur die, ob sie per se ein sektenartiger, psychotischer Irrsinn ist, oder ob nicht vielmehr die vielen Trittbrettfahrer, die sich heute ihrer bedienen, die Homöopathie in einem solch zweifelhaften Licht erscheinen lassen. Sind die Globuli also ihrem Wesen nach schon esoterischer Bullshit? Dazu muss man zunächst einmal den Begriff Esoterik genau definieren.

Ganz so einfach ist das nicht. Esoterik hat heute viele Schattierungen. Eine einfache und eindeutige Definition gibt es daher nicht. Ursprünglich war die Esoterik eine philosophische Lehre, die nur einem engen Kreis von Eingeweihten zugänglich war. Das Wort kommt aus dem Griechischen und bedeutet so viel wie „innerlich" oder „innerer Kreis". In esoterischen Schulen wurde Wissen vermittelt, das in diesem Kreis bleiben sollte. Daraus prägte sich dann der Begriff „Geheimwissenschaft". Von diesem ursprünglichen Wortsinn her betrachtet, ist die Homöopathie sicherlich keine Esoterik. Samuel Hahnemann veröffentlichte seine Schriften wie andere Ärzte auch und fand dadurch rasch Anhänger. In einem geschlossenen Zirkel, der die Öffentlichkeit scheute, blieben sie gewiss nicht. Bis heute ist die Homöopathie jedem zugänglich und es besteht nicht die Verpflichtung, einem geheimen Globuli-Bund anzugehören, um dieses Heilverfahren anzuwenden.

Das Innerliche bei der Esoterik zeigt sich heute weniger im Geheimhalten als in einer „innerlichen" Thematik. Sie beschäftigt sich häufig mit der inneren Welt von Mensch und Natur und der Verknüpfung zum Geistigen, Spirituellen und Religiösen. Esoterik geht der Frage nach, was hinter den Dingen der realen Welt steckt und wie man in diese Ebene erkennend vordringen und handelnd einwirken kann. Da der naturalistische Materialismus eine solche „andere Ebene" kategorisch ablehnt, ist es nur verständlich, dass er dies auch mit esoterische Lehren jeder Couleur tut. Dazu zählen dann Methoden wie Astrologie, Magie, Alchemie, Spiritismus, Kartenlegen, Wahrsagen, Okkultismus, Mystizismus, Theosophie, Anthroposophie, Freimaurerei, Rosenkreuzertum und alle Formen der „New-Age-Bewegung". Dadurch erklärt sich auch das häufige Verknüpfen der Begriffe Esoterik und Humbug durch Skeptiker und atheistische Humanisten.

Grundlage all dieser Ausprägungen der Esoterik bildet allgemein ein Weltbild, in dem es mehr gibt als das materiell Fass-, Greif- und Messbare. Manche esoterisch begründeten Weltbilder sind stark ausdifferenziert und beschreiben die „andere Wirklichkeit" sehr spezifisch (mitunter mit vielen Sphären und Wesenheiten). Sie betonen nicht selten die besondere Wichtigkeit dieser jenseitigen Ebene und die Notwendigkeit, sein irdisches Leben an den geistigen Elementen des Überirdischen auszurichten. Damit können solche esoterischen Weltanschauungen einen religiösen Charakter annehmen. Wie sieht es diesbezüglich bei der Homöopathie aus? Fehlanzeige. Es gibt kein esoterisches Weltbild in der Homöopathie, wie etwa vergleichbar in der Anthroposophie. Hahnemann wehrte sich explizit dagegen, sich an Okkultem und Magischem auszurichten. Für ihn zählte ausschließlich die nüchterne Beobachtung am Menschen. Jedes spekulative Fabulieren war ihm zuwider. Was jedoch nicht wenige seiner Jünger (gerade in der heutigen Zeit) daran hinderte, sich genau diesem zu verschreiben.

So etablierten sich in der Homöopathie inzwischen Richtungen, die für sich bestimmte weltanschauliche Theorien entwickelt haben, die weit über das rein phänomenologische Vorgehen der ersten Homöopathen hinausgehen. Die Mittelfindung orientiert sich dabei mehr an den entsprechenden theoretischen Überbauten als an der exakten Beobachtung im einzelnen Krankheitsfall. Dies kann als Entfernung vom eigentlichen Kern der Homöopathie angesehen werden. Das sehen inzwischen auch immer mehr Homöopathen so und glauben, eine „esoterische Infiltration" ihrer Methode erkennen zu können, die dem Heilverfahren mehr schade als nütze. Wenn man der „Ur-Homöopathie" des Samuel Hahnemann etwas Esoterisches anheften will, dann ihre vitalistische Ansicht einer „geistartigen Lebenskraft" und die Behauptung, mit schrittweiser Verdünnung eines Stoffes bis in die Substanzlosigkeit hinein lasse sich die Heilkraft steigern. Das ist aber keine weltanschauliche Lehre und kein Glaubenssystem, sondern lediglich eine Schlussfolgerung aus gemachten praktischen Erfahrungen im medizinischen Alltag.

Es ist fraglich, ob die Argumentation der Kritiker wirklich sachlich fundiert ist, vor Homöopathie müsse gewarnt werden, weil sie Esoterik, Irrglaube und eine Sekte sei. Dazu gibt es keine belegbaren Begründungen. Was kritisch anzumerken ist, ist die Anwendung von Homöopathie in Zusammenhängen, die gar nichts mit den ursprünglichen Grundlagen dieser Heilmethode zu tun haben. Hier mag es durchaus Einflüsse aus zwielichtigen esoterischen Richtungen geben. Doch scheint es zu offensichtlich, dass es von der organisierten Homöopathiekritik durchaus beabsichtigt ist, das Heilen mit Globuli ins Zwielicht zu stellen. Die Zustimmung, die die Homöopathie in der Bevölkerung genießt, ist der größte Hemmschuh auf dem Weg, die Homöopathie aus der Medizin zu eliminieren. Daher zielen viele Argumente der Gegner, die sie oft vereinfachend und verallgemeinernd vorbringen, darauf, das positive Bild der Homöopathie zu diskreditieren.

Fachliche Argumente wie die unzureichende Plausibilität oder das Fehlen eines Wirkungsnachweises erzielen dabei nur bedingt nachhaltige Effekte. Der Mission „Globukalypse" hilft es mehr, wenn man die emotionale Ebene bedient. Deshalb muss man aufzeigen, dass etwas scheinbar Harmloses und Hilfreiches eigentlich schädlich und gefährlich ist. Erst wenn ein Großteil der Menschen verinnerlicht hat, dass sie die Finger von den Globuli lassen sollen, können die Kritiker darauf hoffen, dass die Politik ihre Forderungen anpackt. Vorerst ist das Thema noch zu heiß. Aber die Kritiker arbeiten daran. Jede Mission braucht einen langen Atem.

> Durch den Verzicht auf Missionierung und jeglichen Beglückungsanspruch wird das Leben leichter und jeder kann sich dem widmen, was auch dem Skeptiker am Herzen liegt – die Wissenschaft.

TIMM GRAMS, PROFESSOR FÜR ELEKTROTECHNIK UND INFORMATIONSTECHNIK[165]

20
Ist die Homöopathie eine Verschwörungstheorie?

> Die Homöopathie ist sozusagen die erste Verschwörungstheorie mit gesellschaftlicher und politischer Adelung der vollen Akzeptanz.
>
> NATALIE GRAMS, INFORMATIONSNETZWERK HOMÖOPATHIE[166]

Verrückte Welt: Für manche Zeitgenossen scheint es plausibler zu sein, dass die Erde eine Scheibe ist als eine Kugel, dass die Mondlandung gar nicht stattgefunden hat, sondern eine riesige, weltumspannende Inszenierung war, oder dass menschliches Handeln überhaupt nichts mit der Klimaerwärmung zu tun hat, sondern dass diese nur eine ganz natürliche Entwicklung ist. Dafür aber sollen wir regelmäßig mit Chemikalien vergiftet werden, die in riesigen Tanks aus Flugzeugen abgelassen werden. Böse Mächte arbeiten im Hintergrund, um Macht über uns zu gewinnen und uns zu beherrschen. Möglicherweise stecken da gar keine Menschen dahinter, sondern Reptiloiden, die schon das ganze politische System durchseucht haben. Für solche seltsamen Überzeugungen hat sich inzwischen ein Begriff etabliert: die Verschwörungstheorie.

Die Liste der Verschwörungstheorien ließe sich beliebig erweitern: der Mord an John F. Kennedy, die Holocaust-Leugnung, die Protokolle der Weisen von Zion, die UFO-Verschwörung, die Reichsbürgerbewegung, die AIDS-Lüge und, und, und. Seit kurzem hat die organisierte Homöopathiekritik neben den Impfgegnern auch die Homöopathie auf diese Liste gesetzt. Für viele Globuli-Gegner ist es eindeutig, dass „der Glaube an die Zuckerkügelchen" eine Verschwörung darstellt, die man als solche auch eindeutig darstellen soll. Manche der Kritiker jedoch wollen nicht so weit gehen und meinen lediglich, in der Argumentation von Homöopathen Ansätze von Verschwörungsszenarien erkennen zu können. Doch die Chefetage des Informationsnetzwerks Homöopathie ist sich sicher, dass das ganze Heilverfahren eine Verschwörungstheorie darstellt. So äußert sich nicht nur die Leiterin des INH, auch der Initiator dieser Vereinigung, Norbert Aust, hat sich in der Sache klar positioniert: „*Die Homöopathie ist aus unserer skeptischen Sicht auch irgendwie eine Verschwörung von irgendwelchen Gruppen, die das irgendwie weitertragen wollen. Und wir nehmen für uns in Anspruch, dass das stimmt, dass das wirklich eine Verschwörungstheorie ist.*" [167] Damit hat Aust jedoch selbst eine Verschwörungstheorie aufgestellt, indem er und seine Mitstreiter hinter der Homöopathie eine „Verschwörung von irgendwelchen Gruppen" vermutet. Mit dieser Äußerung macht er die Homöopathiekritik zur Verschwörungstheorie, nicht die Homöopathie. Womit er nicht ganz Unrecht hat. Verschwörungstheoretische Überlegungen gibt es auf beiden Seiten, bei den Homöopathen wie bei ihren Kritikern.

Will man herausfinden, ob etwas eine Verschwörungstheorie ist oder nicht, muss man sowohl die Definition einer Verschwörungstheorie kennen, als auch die Kennzeichen, die zweifelsfrei für eine solche sprechen. Also: Was sind Verschwörungstheorien und woran erkennt man sie? Verschwörungstheorien gehören zum großen Themenbereich, mit dem sich die Skeptiker intensiv beschäftigen. Es ist ihr erklärtes Ziel, die Widersprüchlichkeit, Irrationalität und Gefährlichkeit solcher Ideen anzuprangern und darüber aufzuklären. Bernd Harder, Journalist, Politikwissenschaftler und GWUP-Pressesprecher, hat ein ganzes Buch darüber geschrieben.[168] Darin gesteht er ein, dass es eine allgemein anerkannte Definition des Begriffs Verschwörungstheorie nicht gibt. So sei es schwer, rationale und irrationale Verschwörungstheorien trennscharf voneinander zu unterscheiden. Man könne also nie genau wissen, ob hinter einer solchen Theorie nicht doch „etwas Wahres" stecke. Auch lasse sich der Begriff stigmatisierend verwenden. Harder plädiert jedoch dafür, diesen Einwänden nicht zu viel Gewicht beizumessen. Wichtiger sei es, sich am Gefahrenpotenzial solcher Ideen zu orientieren, was verlange, Verschwörungstheorien ganz generell zu kritisieren und sich gegen sie zu stellen.

Harder definiert den Begriff sehr allgemein als eine Interpretation eines Phänomens oder Ereignisses, die nicht der gängigen Erklärung entspricht und die mächtigen Gruppen oder Personen im Hintergrund unterstellt, der Gesellschaft schaden zu wollen. Konkreter beschreibt er die Komponenten, die eine Verschwörungstheorie ausmachen. Nach Harders Auffassung behaupten Verschwörungstheoretiker, dass es (a) eine Gruppe von Menschen gebe (eine „Elite"), die (b) einen bestimmten Plan verfolge, den sie (c) im Geheimen ausführe und die Öffentlichkeit bewusst täusche. Bei ihnen herrsche ein extremes Freund-Feind-Denken vor. Letztlich stehen verschwörungstheoretische Ansichten der „offiziellen Version" einer Sache konträr gegenüber. Da das INH die Homöopathie als Ganzes als Verschwörungstheorie ansieht, muss man sie auf diese Kriterien untersuchen. Das kann man leicht anhand von Fragen machen:

1. Ist Homöopathie ein Zusammenschluss von Menschen, die einen bestimmten Plan verfolgen?
2. Führt sie einen solchen Plan im Geheimen aus und verwendet sie dabei das Mittel der Täuschung?
3. Herrscht in der Homöopathie ein ideologischer Gut-Böse-Dualismus?
4. Vertritt die Homöopathie Ansichten, die einer offiziell anerkannten Meinung entgegenstehen?

Zu 1: Homöopathie ist eine Heilmethode und keine Gruppe. Zwar schließen sich Homöopathen zu Interessengruppen zusammen, aber das tun Gleichgesinnte immer – auch Skeptiker. Homöopathie kennt keinen Plan – außer „kranke Menschen gesund zu machen, was man heilen nennt". (Samuel Hahnemann, Organon der Heilkunst, Paragraf 1).

Zu 2: Da Homöopathie keinen Geheimplan kennt, braucht es auch kein verborgenes Tun und keine Täuschung der Öffentlichkeit über einen solchen Plan.

Zu 3: Homöopathie steht einem Gut-Böse-Dualismus diametral gegenüber. Gemäß ihrer Vorgabe, Ähnliches mit Ähnlichem zu heilen, überwindet sie jedes dualistische Denken. Es gilt nicht Böses zu bekämpfen und auszumerzen, sondern es in Resonanz mit dem ihm Ähnlichen zu bringen, wodurch es sich auflösen kann.

Zu 4: Allein diese Frage muss man bejahen. Homöopathie steht im Gegensatz zu offiziellen Lehre der naturwissenschaftlich ausgerichteten Medizin. Sie kann nur auf Basis eines holistisch-ganzheitlichen Weltbildes verstanden werden, nicht aber mit dem materialistisch-naturalistischen Mainstream der modernen Wissenschaften.

Es dürfte klar sein: Homöopathie als Heilverfahren kann keine Verschwörungstheorie sein. Anders sieht es aus, wenn man behauptet, Homöopathen würden Verschwörungstheorien verbreiten. Es ist richtig, dass innerhalb der Homöopathenschaft verschwörungstheoretische Ideen im Umlauf sind, für die Homöopathen als Ganzes kann das aber nicht verallgemeinert werden. So wird immer wieder behauptet, die gezielten Angriffe auf die Homöopathie seien von der Pharmaindustrie initiiert und finanziert. Es wird von einer geheimen Macht im Hintergrund gesprochen, die den Plan verfolge, die Homöopathie zu zerstören. Das Informationsnetzwerk Homöopathie sei die Steuerzentrale für die Anti-Homöopathiekampagnen und erhalte direkte Anweisungen aus dem Kreis der Pharmalobby. Das kann man klar als Verschwörungstheorie bezeichnen, hat aber mit der Homöopathie als Heilmethode nichts zu tun.

Doch auch die Gegenseite ist nicht frei von verschwörungstheoretischen Auswüchsen, wie das Beispiel von Norbert Aust zeigt, der Gruppen am Werke sieht, die einen so gefährlichen Humbug wie die Homöopathie bis hinein in universitäre Kreise etablieren will. Für manche Homöopathiekritiker sind die Vertreter der Globuli-Medizin nichts weiter als eine mafiöse Gruppe, die bewusst kranken Menschen wirkungslosen Zucker andreht, um sich damit eine goldene Nase zu verdienen. In diese verschwörungstheoretische Kerbe schlägt besonders gerne der schon öfter erwähnte Meteorologe Kachelmann. So behauptet er: *„Die Homöopathie-Mafia besitzt eine Gelddruckmaschine. Völlig nutzlose Zuckerkügelchen als ‚Arznei' zu verticken und für einen vieltausendfach überhöhten Preis gesellschaftlich anerkannt zu dealen, das müssen Drogenhändler erst mal nachmachen."* [169] Und er ist sich sicher: *„Die Verbrecher an der Gesundheit ganzer Nationen werden ihr betrügerisches Konstrukt mit allen Mitteln verteidigen."* [170] Daher ruft er alle, „die noch bei Trost sind", dazu auf, mitzuhelfen, dem kriminellen Tun dieser gemeingefährlichen und menschenverachtenden Sekte ein für alle Mal ein Ende zu bereiten.

Das Beispiel Kachelmann zeigt, dass es in der Homöopathiekritik eine fanatische Szene gibt, die sich vor allem in sozialen Netzwerken tummelt, wo niveaufreies „Argumentieren" an der Tagesordnung ist. Das Wort fanatisch ist durchaus berechtigt, zeigen sich hier doch Anzeichen, die für einen Fanatismus sprechen. So bezeichnet der Philosoph Hubert Schleichert den Satz *„Die Wahrheit verdient einen Son-*

derstatus gegenüber allen falschen Lehren" als Grundprinzip des Fanatismus und fährt fort: *„Niemals schildert der Fanatiker seine Gegner als nachdenkliche, die Wahrheit suchende Menschen, immer sind es Verbrecher, Monstren, Wahnsinnige. Der Abweichler wird zum gewöhnlichen Kriminellen gestempelt, wodurch seine Verfolgung den Ruch des Außergewöhnlichen verliert ... Mit der Kriminalisierung hängt das Denkverbot zusammen, das fanatisierte Ideologien so gerne erlassen möchten."* [171]

Kachelmann ist auch ein anschauliches Beispiel dafür, wie tief das Diskussionsniveau in den sozialen Medien sinken kann. Intellektuelle Anstrengungen sind hier nicht mehr gefragt, weil Denken (auch in der Form von Nach- und Weiterdenken) auf dieser Ebene kein Kriterium in der Meinungsäußerung darstellt. Facebook, Twitter & Co. sind eher Tummelplätze zum Ausleben der eigenen Feindbildaversionen. Das einfache Fußvolk der Homöopathiekritik, zu dem Jörg Kachelmann sicherlich gehört, ist damit zufrieden, von den Vordenkern des Informationsnetzwerks Homöopathie ein Feindbild vorgesetzt zu bekommen, das einfach und leicht auf die eigene schwarze Liste des Bullshits gesetzt werden kann. Selberdenken ist anstrengend, und für Leute, die eine Dauerpräsenz in den sozialen Netzwerken pflegen, wohl auch *zu* anstrengend: *„Feindbilder stehen fest und müssen nicht hinterfragt werden. Die Energie wird nicht in Denkprozesse investiert, sondern darauf gerichtet, die Gegenseite zu beschimpfen und die eigenen Parolen — himmelhoch gelobt — so laut wie möglich hinauszuschreien."* (Nicolas Riedl)[172]

Man kann zusammenfassen: Als Verschwörungstheorie eignet sich die Homöopathie ebenso wenig wie die Homöopathiekritik. Allein bei bestimmten Vertretern dieser Richtungen lassen sich verschwörungstheoretische Ansichten erkennen, die sie oft wortgewaltig in die (meist digitale) Welt absondern. In unserem Zusammenhang stellt sich natürlich die Frage, weshalb Kritiker gerade die Homöopathie als Heilmethode zu den Verschwörungstheorien zählen wollen, obwohl es doch für diesen Zusammenhang keinerlei Belege gibt und ein solcher auch völlig unplausibel ist. Da lassen sich nur Mutmaßungen anstellen: Entweder sind den Betreffenden Definition und Kriterien für Verschwörungstheorien nicht bekannt oder es steckt eine bestimmte Absicht dahinter. Die Frage mag jeder für sich beantworten.

Man sollte sich jederzeit im Klaren sein, dass das Wort Verschwörungstheorie an sich (außer man will es in diffamierendem Sinne verwenden) vollkommen überflüssig ist.

ANSGAR SCHNEIDER, PHYSIKER UND MATHEMATIKER[173]

21
Ist Homöopathie eine Gefahr für die Demokratie?

> Es ist wichtig, gegen die Homöopathie aufzustehen und sie zum Verschwinden zu bringen ... Dass Menschen im Ernst daran glauben, dass Zuckerkügelchen Krankheiten heilen, rührt an den Grundfesten der Demokratie.
>
> Jörg Kachelmann, Meteorologe und Homöopathiekritiker[174]

Es geht nicht anders: Dem Wetterexperten Kachelmann muss nun nochmals etwas größere Aufmerksamkeit geschenkt werden, bringt er doch die Argumente der Homöopathiekritik besonders plakativ und übermäßig simplifiziert auf den Punkt. Jörg Kachelmann war früher als unkonventioneller Wetterexperte bekannt. Viele mochten seine saloppe Art, die Vorhersagen zu präsentieren, die er nicht selten mit flotten Sprüchen garnierte. Immer fröhlich und gut aufgestellt war er zum Markenzeichen einer neuen Art des „Wettertainments" geworden. Bis seine Biographie Brüche erhielt und ihn eine lange juristische Auseinandersetzung aus der Bahn warf. Inzwischen hat sich Kachelmann wieder berappelt, und er konnte sich eine neue Existenz im alten Beruf aufbauen. Doch er hadert schwer. Nicht nur mit seinem Schicksal, auch mit seinen früheren Freunden und Kollegen. Besonders in den sozialen Medien bekommen diese immer wieder heftige Breitseiten von ihm ab. Manche sprechen von ihm als dem

"Wetterpöbler vom Morgarten" (in Anspielung an seinen Wohnort in der Schweiz).

Jörg Kachelmann geht mit vielem hart ins Gericht, was ihm nicht passt. Dazu gehört (wie hier ebenfalls schon öfters zur Sprache kam) auch die Homöopathie. An der lässt er – gelinde gesagt – kein gutes Haar. Seiner Meinung nach ist der Globuli-Glaube die Ausgeburt der Volksverdummung. Um nicht unnötige Wiederholungen anzubringen, soll auf das Niveau der Kachelmann'schen Argumentation hier nicht weiter eingegangen werden. Auffallend oft geht es bei Kachelmanns Auslassungen um juristisch Relevantes, entweder um den Vorwurf des Betrugs, der Ausbeutung, der unterlassenen Hilfeleistung, des Kindesmissbrauchs oder der Tierquälerei. Da scheint seine eigene leidvolle Erfahrung mit dem Recht wohl Spuren hinterlassen zu haben. Ein besonderes Argument Kachelmanns soll uns hier näher beschäftigen, das der Gefährdung der Demokratie durch die Homöopathie.

Wieso kann eine alternative Heilmethode wie die Homöopathie an den Grundfesten der Demokratie rütteln? Wohl deshalb, weil es ein Eckpfeiler unserer freiheitlichen Rechtsordnung ist, nicht an Unfug zu glauben. So jedenfalls muss man Kachelmanns Ausführung interpretieren, wenn sie logisch nachvollziehbar sein soll. Da war man zu Zeiten der preußischen Monarchie unter Friedrich dem Großen weiter. Dort konnte jeder nach seiner Fasson selig werden. Auch an Unfug zu glauben, war kein Problem (solange man nicht aufmüpfig wurde). Was in einer Monarchie zu Zeiten der Aufklärung möglich war, soll in den Tagen der gefährdeten

Demokratie nicht statthaft sein. Homöopathie und Demokratie gehen nicht zusammen, ja, schließen sich gegenseitig aus. Das klingt ziemlich schräg, doch manche Homöopathiekritiker meinen das ernst – wenn auch nicht alle. Jörg Kachelmann schon. Und Dr. Florian Aigner aus Österreich, Physiker, Homöopathiekritiker und Vorstand in der Wiener GWUP. Seiner Auffassung nach beruht eine demokratische Gesellschaft darauf, dass sie „antiwissenschaftliche Tendenzen bekämpft". Nach Aigner liegt die Macht der Wissenschaft darin, dass man von einer Wahrheit zur nächsten voranschreitet. Auf diesem Weg darf man sich nicht von pseudo- und antiwissenschaftlichen Kräften beirren lassen.[175] Der Kampf gegen Humbug sei nicht nur legitim, sondern bitter nötig. Das mag aus Skeptikersicht durchaus zutreffend sein, erklärt aber noch nicht, weshalb Homöopathie die Demokratie gefährdet. Homöopathie mag das materialistisch-naturalistische Weltbild gefährden, aber unsere freiheitlich-demokratische Grundordnung ...?

Demokratie ist eine Herrschaftsform. In ihr herrscht das Volk. Diese Definition ist sehr schwammig, denn darauf berufen sich bis heute auch Diktaturen. Die DDR sah sich erklärtermaßen als demokratischer Staat und NS-Propagandaminister Goebbels konnte 1942 schreiben: *„Wir Deutschen leben in einer wahren Demokratie."* [176] Das Grundverständnis von Demokratie erscheint also durchaus sehr unterschiedlich. Das „Wir" im Schlachtruf „Wir sind das Volk!" kann ziemlich willkürlich besetzt werden. Jeder kann das Wort Demokratie für sich und seine Ziele ge- und missbrauchen. Wenn wir heute von Demokratie sprechen, meinen wir für gewöhnlich die durch die Verfassung garantierte freiheitlich-demokratische Grundordnung, die auf unantastbaren Grundwerten aufbaut. In Deutschland findet sich diese Ordnung im Grundgesetz niedergelegt. Nun ist es an den Homöopathiekritikern (vor allem den Herren Kachelmann und Aigner) zu belegen, wie die Homöopathie die Grundlagen unserer Demokratie gefährdet. Stellt sie bestimmte Grundwerte der Verfassung infrage oder verstößt sie dagegen? Arbeitet sie gegen gewisse, im Grundgesetz beschriebene Werte an und will sie gar abschaffen? Hat sie politische Ziele, die gegen die Verfassung stehen? Worin liegt letztlich die konkrete Gefahr, die für unser politisches Gemeinwesen von der Homöopathie ausgeht?

Einer der wesentlichen Grundpfeiler einer freiheitlich-demokratischen Grundordnung ist die Freiheit. Sie wird den Bürgern in allen demokratischen Verfassungen garantiert. Nur aus sehr gewichtigen Gründen können Freiheitsrechte eingeschränkt werden. So ist man bei uns frei, seine Meinung zu äußern, seine Religion auszuüben oder sich zum Zweck einer Demonstration zu versammeln. Freiheit gibt es verfassungsrechtlich ebenso für Kunst, Wissenschaft und Lehre. Auch in diesen Bereichen garantiert die freiheitlich-demokratische Grundordnung Freiheit. Hier spannt sich der Bogen zur Homöopathie. Sie gehört zur Medizin und somit zu Wissenschaft und Lehre. So sieht es jedenfalls das deutsche Recht. Und deshalb berufen sich die Homöopathen auch auf die verfassungsrechtlich verbriefte Freiheit von Wissenschaft, Forschung und Lehre. Dieses Freiheitsrecht sehen sie als Garant für einen Pluralismus in der Medizin und ein Bollwerk gegen totalitaristische Bestrebungen hin zu einer „Einheitsmedizin" auf Basis des Absolutheitsanspruchs einer einzigen Richtung in der Medizin.

Als Reaktion auf die zunehmenden Angriffe auf die Homöopathie schlossen sich Anfang 2019 unter Federführung des „Dialogforums Pluralismus in der Medizin" zahlreiche homöopathische Ärzte, Wissenschaftler, Professoren und homöopathische bzw. komplementärmedizinische Vereinigungen zusammen und veröffentlichten eine „Deklaration zur Homöopathie". Darin beziehen sie nicht nur Position gegenüber den Kritikpunkten der Gegner. Sie verwiesen ausdrücklich auch auf die grundgesetzlich verankerte Freiheit von Wissenschaft und Lehre. Sie stellen fest, dass das deutsche Grundgesetz „ein Wissenschaftsrichtertum im Sinne der Parteiergreifung für ein bestimmtes Paradigma grundsätzlich untersagt". Sie verweisen auf einen Grundgesetzkommentar, wo es zu diesem Thema heißt: *„Jeder, der in Wissenschaft, Forschung und Lehre tätig ist, hat ... ein Recht auf Abwehr jeder staatlichen Einwirkung auf den Prozess der Gewinnung und Vermittlung wissenschaftlicher Erkenntnis."* [177] In diesem Zusammenhang stellt sich die Frage, ob nicht die Homöopathie, sondern ihre Kritiker an den Grundfesten der Demokratie rütteln, wenn sie vom Staat verlangen, sich gegen einen Pluralismus in der Medizin zu stellen und somit direkt in den geschützten Bereich der Wissenschaften einzugreifen.

Physiker Florian Aigner und mit ihm alle Homöopathiekritiker interpretieren dies anders. Für sie endet die Freiheit da, wo Wissenschaft bedroht ist. In diesem Fall habe ein demokratischer Staat die Pflicht, die Wissenschaft zu schützen. Nur gibt es kein von der Verfassung verbürgtes Recht, das „der Wissenschaft" erlaubt, staatliche Reglementierung einzufordern. Laut Grundgesetz findet die Freiheit nur Schranken in den „Vorschriften der allgemeinen Gesetze, den gesetzlichen Bestimmungen zum Schutze der Jugend und in dem Recht der persönlichen Ehre."[178] Zudem entbinde Freiheit nicht von der Treue zur Verfassung. Kontroversen um die Wissenschaftlichkeit sind Sache der Wissenschaft selbst, nicht aber der Politik. Gegen eine Heilmethode vorzugehen, nur weil sie mit dem herrschenden Paradigma der Wissenschaft nicht konform geht, widerspricht somit der Verfassung.

Wieso Kachelmann, Aigner & Co. in der Homöopathie eine Gefährdung für die Demokratie sehen, bleibt zunächst schleierhaft. Möglicherweise liegt das an einem unterschiedlichen Demokratieverständnis. Das muss sich bei ihnen vom allgemein üblichen politischen Verständnis unterscheiden, bei dem die Herrschaft des Volkes das Volk in seiner vollen Gemeinschaft meint und bei dem gleiches Recht uneingeschränkt für alle gilt. Wenn es um die Wissenschaft geht, führt diese Definition von Demokratie unweigerlich in den Wettstreit der Methoden und Meinungen. Und einen solchen sehen die Kritiker als zentrale Bedrohung an, weil dann (so ihre Sorge) Fakten gegen Meinungen stehen und die Wissenschaft in ein Chaos zu fallen drohe. In ihrem Demokratieverständnis ist Wissenschaft unantastbar. Als Volk gilt nicht die Gesamtheit der Bevölkerung, sondern die Wissenschaftsgemeinde, die sich der materialistisch-naturalistischen Weltanschauung verpflichtet sieht. So gesehen wird die „Gefahr für die Demokratie" zu einer „Gefahr für die Wissenschaft".

Wenn Wissenschaft in einer aktuell anerkannten Fassung aber unantastbar ist, dann ist sie mit einem Wahrheitsanspruch verknüpft und bekommt einen pseudoreligiösen Charakter. Der Schriftsteller André Gide formulierte es so: *„Glaube denen, die die Wahrheit suchen. Und zweifle an denen, die sie gefunden haben."* [179] Man mag einwenden, Gide war ein Literat und kein Wissenschaftler. Aber gerade Wissenschaftler waren es, die eindringlich davor gewarnt haben, mit dem Wahrheitsbegriff leichtfertig umzugehen. So war der Physiker und Nobelpreisträger Max Born fest davon überzeugt, *„dass Ideen wie absolute Richtigkeit, absolute Genauigkeit, endgültige Wahrheit usw. Hirngespinste sind, die in keiner Wissenschaft zugelassen werden sollten".* Born sprach in diesem Zusammenhang von einer „Lockerung des Denkens", die der Wissenschaft durch die Quantenphysik geschenkt wurde: *„Ist doch der Glaube an eine einzige Wahrheit und deren Besitzer zu sein, die tiefste Wurzel allen Übels auf der Welt."* [180] Das hindert die Homöopathiekritiker allerdings nicht daran, genau das zu tun. Das Wissen, auf das sie sich berufen, sei absolut verlässlich und werde sich auch künftig nicht ändern, denn, so Natalie Grams, Homöopathie *„ist schlicht nicht vereinbar mit gesichertem Wissen, das sich auch in Zukunft nicht mehr ändern wird. Dies wissen wir,* *obwohl die Wissenschaft natürlich nicht alles weiß – sie weiß aber sehr gut, was nicht möglich ist und nie möglich sein wird".* [181]

Was an den Äußerungen der organisierten Homöopathiekritik auffällt, ist ein gewisser Mangel an intellektueller Demut. Darunter versteht man, dass man bereit ist, sich einzugestehen, mit seiner Meinung und seinem Wissen auch falsch liegen zu können. Es fehlt ein Bewusstsein über die Begrenztheit von Wissen. Intellektuelle Demut wird auch als eine der Voraussetzungen angesehen, neugierig zu sein und neue Erkenntnisse zu suchen: *„Wer sich intellektuell verbarrikadiert, will eben auch nichts mehr wissen und lehnt Neues ab, weil er seinen Ansichten zu sehr vertraut."* (Florian Rötzer)[182] Und das kann Folgen haben. Wer seine Wahrheit wie eine Monstranz vor sich herträgt und verabsolutiert, ist unfähig, anderen die Freiheit zu einem Anderssein zuzugestehen. Wie soll da ein friedliches Zusammenleben in der Gesellschaft möglich sein? Wenn jemand an den Grundfesten der Demokratie rüttelt, dann sind es jene, die sich im Besitz von Wahrheiten wähnen (seien sie religiöser oder wissenschaftlicher Natur), und die von der Gesellschaft verlangen, nur diese zu akzeptieren und allem anderen abzuschwören. Wehret den Anfängen ...

> Die Empathie ist die Mutter der Demokratie.
> Das authentische Fühlen ist die Großmutter und
> die Liebe die Urgroßmutter. Ehren wir unsere
> Urgroßmutter, so wirkt sie auch
> durch uns weiter.
> SIMON MARIAN HOFFMANN, DEMOKRATISCHE STIMME DER JUGEND E.V.[183]

22
SOLLEN DIE MEDIEN NICHT MEHR AUSGEWOGEN ÜBER HOMÖOPATHIE BERICHTEN DÜRFEN?

> Wenn es Uneinigkeit gibt zwischen Mainstream und Außenseitern, muss man dann nicht in einem demokratischen Diskurs zumindest beide Seiten medial zu Wort kommen lassen? Die Antwort ist ganz einfach: Nein! ... Beiden in gleichem Maß Medienpräsenz zukommen zu lassen, ist eine tragische Perversion des Gleichheitsgedankens.
>
> FLORIAN AIGNER, ÖSTERREICHISCHER PHYSIKER, AUTOR UND SKEPTIKER[184]

Als im Mai 2019 bekannt wurde, dass Manuela Schwesig, die Ministerpräsidentin von Mecklenburg-Vorpommern, die Schirmherrschaft über den Jahreskongress der homöopathischen Ärzte Deutschlands übernimmt, war es nicht verwunderlich, dass sie in den sozialen Medien einen Shitstorm von Homöopathiekritikern über sich ergehen lassen musste. Mittlerweile ist es üblich geworden, dort auch die Unterstützer der Globuli-Medizin als Spinner und Betrüger zu denunzieren. Dass die Entscheidung der Ministerpräsidentin aber noch am Tag des Bekanntwerdens von führenden deutschen Leitmedien unisono heftig kritisiert wurde,[185] überraschte dann doch – ober aber auch nicht, wenn man die Verknüpfung der organisierten Homöopathiekritik mit den Medien kennt.

Während wir bis jetzt spezielle Fragen rund um die Heilmethode Homöopathie betrachtet haben, sind wir im letzten

Kapitel auf eine Ebene gewechselt, bei der es um gesellschaftliche und politische Fragen geht. Eng damit verknüpft ist ein anderer Bereich, der wie wohl kein anderer Einfluss auf uns Menschen hat: die Welt der Medien und Kommunikationsvermittlung. Medien sind heute zentral wichtig, nicht nur für die Verbreitung von Informationen, sondern auch für die Meinungsbildung der Bevölkerung. Wer sich nicht der vielfältigen Formen medialer Präsenz bedient, wird nicht gehört, nicht gesehen und nicht gelesen, ist also für die Gesellschaft nicht existent. Andererseits ist es nur über eine intensive Medienpräsenz möglich, eine Botschaft so „unters Volk" zu bringen, dass sie einen nachhaltig formenden Einfluss auf den Mainstream ausüben kann. Medienwirksamkeit ist somit der Schlüssel, um gezielt auf die Meinungsbildung einwirken zu können.

Um den politischen Ansatz ihrer „Aufklärung über Globuli" umsetzen zu können, müssen die Kritiker ganz gezielt die Medien mit ins Boot nehmen. Das sagt die INH-Chefin auch klar und deutlich: *„Die Zeit des ewigen Diskutierens über Homöopathie ist einfach vorbei. Jetzt müssen politische Handlungen folgen, aber auch dafür braucht es Präsenz und Druck in den Medien."* (Natalie Grams)[186] Allerdings müssen die Kritiker hier mit gleich mehreren Problemen kämpfen. Einmal haben sie es mit einer großen Beliebtheit der Homöopathie in der Bevölkerung zu tun, zum anderen haftet ihnen traditionell das Image des Spielverderbers an, der den Leuten etwas Wertvolles wegnehmen will. Wenn man beide bei den Menschen eingeprägten Bilder verändern möchte, geht das nur über eine entsprechende Präsenz in den Medien, die dann aber das gewünschte Gegenbild zu transportieren haben. Dazu braucht es Gegenerzählungen: Wenn der Gegner ein allgemein positives Bild hat, muss man ihm ein negatives gegenüberstellen. Wenn man selbst eher negativ eingeschätzt wird, ist es wichtig, sich positiv zu präsentieren. Das ist entsprechend auch die Strategie der Homöopathiekritiker. Wie die Homöopathiekritik das positive Bild der Globuli-Medizin verändern möchte, haben wir schon aufgezeigt: Homöopathie ist völlig wirkungslos, überhaupt nicht sanft und natürlich, sondern gefährlich und im schlimmsten Fall tödlich. Homöopathie ist ein Rückfall ins Mittelalter, schwört auf Magie und Esoterik, sie ist Betrug und eine gefährliche Verschwörungstheorie. Noch dazu gefährdet der Glaube an die Globuli nach Überzeugung der Kritiker die freiheitlich-demokratische Grundordnung. Das sind die von den Kritikern gezielt eingesetzten Gegenbilder, um die soziale und öffentliche Reputation, die die Homöopathie in der Bevölkerung genießt, zu zerschlagen. Umgekehrt sind die Kritiker sehr bemüht, sich selbst in einem positiven Licht erscheinen zu lassen: Man steht für Wissenschaft und Aufklärung, arbeitet mit wissenschaftlichen Beweisen und Fakten, möchte die Bevölkerung vor gefährlichen Scharlatanen schützen, will Homöopathie gar nicht verbieten, sondern die Globuli lediglich aus der Medizin entfernen. All das komme schließlich den Kranken zugute, denn die Medizin wäre eine bessere, würde eine nachgewiesen unwirksame Methode aus ihr eliminiert. Wenn diese Botschaft dann noch von einer attraktiven Ex-Homöopathin in freundlichem Ton vermittelt wird, steht dem angestrebten Meinungswechsel in der Bevölkerung nichts mehr im Weg. Schon bald kann sich die Stimmung grundlegend verändern und jeder hält Globuli für Bullshit: *„Irgendwann wird die Einstellung zur Homöopathie gesamtgesellschaftlich kippen und man wird sich fragen: Wie konnte ich (konnten wir) früher nur an den Quatsch glauben, dass Zucker heilt?"* (Natalie Grams).[187]

All dies läuft über die Medien. Dazu müssen die Medien aber mitmachen. Deshalb ist es notwendig, zuerst sie von der Botschaft zu überzeugen. Auch das ist der organisierten Homöopathiekritik inzwischen weitgehend gelungen. Wer die Medienlandschaft beobachtet, kann dort seit einiger Zeit eine deutliche Gegenposition zur Homöopathie feststellen. Kaum ein Tag vergeht, dass nicht irgendwo etwas Homöopathiekritisches veröffentlicht wird. Im Mai 2019 ermöglichte es eine Redakteurin des Bayerischen Rundfunks (BR), dass Christian Lübbers vom INH seine Homöopathiekritik im Radiointerview präsentieren konnte. Auf Twitter bekannte sich die Redakteurin in diesem Zusammenhang offen zum Strippenziehen und zum Teamwork in Sachen „Globukalypse".[188] Das Interview wurde dann ausgestrahlt unter dem Titel: „Homöopathie – warum Politiker auf die Kügelchen hereinfallen."[189] Die Beziehungen zwischen den organisierten Globuli-Gegnern und den Medien funktionieren offensichtlich bestens. Viele Journalisten sehen sich mittlerweile als aktive Mitstreiter bei der Mission „Globukalypse". So twittert die

Wissenschaftsredaktion des BR inzwischen häufig unter diesem Hashtag.

Selbst Kabarett und Comedy beteiligen sich seit geraumer Zeit fleißig an der „Globukalypse", schließlich bietet diese Heilmethode mit ihren aberwitzigen Ideen ja die beste Steilvorlage für kräftige Publikumslacher und Schenkelkracher. Ob Eckart von Hirschhausen, Jan Böhmermann, Florian Schröder, Vince Ebert, heute-Show oder extra 3: Alle haben sie die Homöopathie schon durch den Kakao gezogen und ihre Anhänger lächerlich gemacht. Wenn schon das Kabarett über die Globuli und ihre Freunde herzieht, dürfte Frau Grams recht haben: Es fehlt nicht mehr viel und die Stimmung kippt.

Wie bringt man die Medien auf seine Seite? Ohne gezielte Lobbyarbeit wird das nicht gehen. Wenn aber die Botschaft nicht überzeugt, nützt auch der beste Lobbyismus nichts. Da Journalisten meist wenig Ahnung von der Homöopathie und der spezifischen Kritik an ihr haben, muss man diese Botschaft so aufarbeiten, dass ihr auch jeder Laie ohne nennenswertes Hintergrundwissen zustimmen kann. Die Methode der Vereinfachung und Reduktion greift hier so gut wie immer. In der Homöopathiekritik ist dies kein großes Problem. Das Argument „Nix drin, nix dran" versteht jeder einigermaßen Gebildete, ebenso, dass die Unwirksamkeit wissenschaftlich als erwiesen gilt, wenn die entsprechenden Doppelblindstudien das so zeigen. Wenn die Wissenschaft ein Urteil gefällt hat, dann kann man davon ausgehen, dass das definitiv stimmt. Da groß noch eigene Recherchen anzustrengen, erscheint dann jedem Journalisten als vollkommen unnötig. Diese Masche funktioniert bestens, da wir alle (und da machen akademische Weihen keine Ausnahme) auf „schnelles Denken" gepolt sind. So weit, so gut. Doch die organisierte Homöopathiekritik geht in ihrem Druck auf die Medien noch einen entscheidenden Schritt weiter.

An sich ist die Ausgewogenheit im Journalismus ein sehr hohes Gut, denn die Medien sollen sich nicht zum Sprachrohr einer bestimmten Sache machen lassen. Deshalb ist man auch bemüht, die Argumente, die für und gegen etwas sprechen, einigermaßen gleichgewichtig darzustellen. Gerade im politischen Journalismus ist das wichtig. Schwierig wird es jedoch beim Wissenschaftsjournalismus. Hier hat man es in der Regel mit eindeutigen Fakten zu tun. Somit ist es nicht angebracht, Meinungen, die diesen Fakten widersprechen, die gleiche Bedeutung beizumessen wie den Tatsachen. Das ist vor allem im Umgang mit Verschwörungstheorien wichtig. Jemand, der behauptet, die Erde wäre eine Scheibe, kann nicht verlangen, dass man seinen Argumenten medial genauso viel Platz einräumt wie den wissenschaftlichen Fakten, die zweifelsfrei die Kugelform der Erde belegen. Hier ist es zu offensichtlich, dass eine den gesicherten Erkenntnissen widersprechende These falsch ist. Skeptiker wenden nun diese Argumentation auch auf die Homöopathie an: Die Sache mit den Globuli sei grundsätzlich und abschließend geklärt. Die weltweite Wissenschaftsgemeinde sei sich einig, dass an der Homöopathie nichts dran sei. Aus diesem Grund dürfe es auch hier keine „false balance" – also keine falsche Ausgewogenheit – geben. Was für die „Flacherdler" gelte, müsse auch für die Homöopathen gelten. Deshalb die klare Ansage: *„Liebe Journalisten: Traut Euch, Fakten als solche zu präsentieren. Homöopathie ist eine altertümliche, nutzlose und keinen einzigen Cent werte Pseudomedizin. Das ist keine bloße Meinung, und darum sollte man es auch klar so sagen."* (anonymer Schreiber auf dem Psiram-Blog)[190]

Die Forderung an die Medienvertreter, ihre Ausgewogenheit in der Berichterstattung aufzugeben, ist zunächst einmal eine Herausforderung an die journalistische Freiheit. Dann tangiert sie den Artikel 5 des deutschen Grundgesetzes in dem es heißt: *„Die Pressefreiheit und die Freiheit der Berichterstattung durch Rundfunk und Film werden gewährleistet. Eine Zensur findet nicht statt ... Kunst und Wissenschaft, Forschung und Lehre sind frei."* [191] Wer hier verlangt, die Berichterstattung in eine bestimmte Richtung zu unterbinden, muss hierfür gute Gründe vorweisen können. Die Argumente aus dem Kreis der Skeptiker sind (zumindest teilweise) nachvollziehbar. Ob sie aber so schwerwiegend sind, damit in Konflikt mit dem Recht auf freie Presse und Meinungsbildung treten zu können, bleibt ausgesprochen fraglich.

Dessen ungeachtet sind die ersten Medien inzwischen dazu übergegangen, beim Thema Homöopathie konsequent nur noch den Standpunkt der Kritikerseite zu veröffentlichen. Im März 2019 kündigte „Die Welt" auf ihrem Onlineportal einen Live-Chat zum Thema Globuli an, bei dem Fragen rund um die Homöopathie gestellt werden konnten. Als Experten waren zwei Kritiker des INH eingeladen. Als auf Twitter die Frage gestellt wurde, warum nicht auch zwei Befürworter dabei seien, kam die knappe und lapidare Antwort: *„Bitte belesen Sie sich über ‚false balance'."* [192] Das war alles. Homöopathie steht also bei der „Welt" inzwischen auf der Liste der Themen, über die eine ausgewogene Berichterstattung ausgeschlossen ist. Wer sich über das Für und Wider von Globuli informieren möchte, darf also künftig dieses Blatt nicht mehr lesen, weil es dieses Thema erklärtermaßen nicht neutral darstellt. Man erinnere sich: 2014 gab es ein Unwort des Jahres mit L ...[193]

Natürlich gibt es Standpunkte, die eine Ausgewogenheit gar nicht zulassen. So führt z. B. der „Spiegel" richtig an, dass es zwischen einer menschenfeindlichen und einer nicht menschenfeindlichen Haltung keine sinnvolle Mitte gebe: *„Zwischen ‚Leute ertrinken lassen' und ‚Leute nicht ertrinken lassen' gibt es keine ausgewogene, vernünftige Haltung."* [194] Hier eine Ausgewogenheit in der medialen Berichterstattung verlangen zu wollen, ist tatsächlich zynisch und schlicht inakzeptabel. Dies übertragen die Kritiker nun auf die Homöopathie. Hier sei die Sache ebenso eindeutig klar: Homöopathie habe zweifelsfrei als unwirksam zu gelten, das sei wissenschaftlich abschließend geklärt. Eine Gegenposition zu beziehen, sei eine grobe Irreführung der Gesellschaft. In Sachen Homöopathie müsse von den Medien daher verlangt werden, nur noch die Position der Wissenschaft zu transportieren.

Hier begehen die Homöopathiekritiker (bewusst oder unbewusst) einen Denkfehler. Sie geben ihre Behauptung, Homöopathie sei wissenschaftlich widerlegt als einen Fakt aus, der auf gleicher Stufe stehen soll wie beispielsweise die Widerlegung der Flache-Erde-Theorie. Hier sei nochmals an die schon dargelegten unterschiedlichen „Qualitäten" von Fakten erinnert. Zur Widerlegung der Flache-Erde-Theorie genügen Belege aus der Physik und der empirischen Beobachtung. Das sind „harte Fakten", die auch ohne spezielle Interpretation des Menschen erfasst werden können. Das ist bei medizinischen Verfahren oft anders. Hier braucht es zur Beurteilung klinische Studien. Diese funktionieren aber nicht nach der einfachen Methode „Beobachten und Messen". Es muss von Fachleuten ein Studiendesign erstellt werden, es gibt Kriterien für die statistische Auswertung einzelner Studien wie auch von Metaanalysen. Die Rahmenbedingungen werden also von Menschen gemacht – und sind entsprechend störanfällig. Die Ergebnisse von Studien und Analysen können ganz anders ausfallen, je nachdem, wie die Kriterien aufgebaut sind. Sie sind also von der Richtigkeit der erstellten Rahmenbedingungen abhängig. Doch wer kann für deren zweifelsfreie Korrektheit die Hand ins Feuer legen? Können solche Fakten den gleichen Stellenwert haben wie z. B. die Tatsache, dass unser Mond sich exakt alle 27,3217 Tage einmal um die Erde dreht?

Grundlage der „Widerlegung" der Homöopathie sind also eher „weiche Fakten", die sich jederzeit ändern können, je nachdem wie die wissenschaftlichen Erkenntnisse sich wandeln oder ob neue Studien vorliegen – wie das Beispiel einer aktuellen Homöopathiestudie vom April 2019 zeigt. In ihr konnte belegt werden, dass Homöopathie Schlaflosigkeit signifikant bessern kann, also wirksamer war als Placebo. Die Studie war so gut gemacht, dass selbst einer der wichtigsten Homöopathiekritiker, Professor Edzard Ernst aus England, darin keine Hinweise auf Ungereimtheiten finden konnte und Kollegen bei der Einschätzung um Hilfe bat. Norbert Aust vom INH sprang Ernst zur Seite und musste ebenfalls zugeben, dass es an der Methodik der Studie nichts auszusetzen gäbe. Trotzdem befand er nach längerer Analyse, dass doch irgendwie „getrickst" worden sei und stellte fest, *„dass die üblichen Qualitätsmerkmale klinischer Studien nicht ausreichen, um die Validität des Ergebnisses abschließend zu beurteilen".* [195] Das klingt nach Achselzucken.

Die Frage ist nun, wie man auf Basis einer sich stets ändern könnenden Faktenlage die Forderung an die Medien stellen kann, Homöopathie künftig nicht mehr ausgewogen darzustellen. Es könnte sich für die Kritiker letztlich als Bumerang erweisen, wenn Journalisten dies als anmaßend empfinden und dann doch tiefer in die Materie einsteigen. Wie werden Journalisten reagieren, wenn sie merken, dass man über 90 Prozent der Studien ausklammern muss, um zum Ergebnis zu kommen, Homöopathie sei nicht wirksamer als Placebo? Was werden sie sagen, wenn sie erkennen, dass man Homöopathie mit wissenschaftlichen Methoden gar nicht widerlegen kann, weil es einen Negativbeweis in der

Wissenschaft so nicht gibt? Was werden sie davon halten, wenn das INH behauptet, es verfüge schon über das nötige Wissen, um die Homöopathie letztgültig be- und verurteilen zu können, und sie die apodiktische Aussage lesen: *"Wir sind nicht unwissend, sondern wissend. Dieses Wissen steht im Widerspruch zur Homöopathie und widerlegt sie. Was heute bereits widerlegt ist, kann morgen nicht für bewiesen erklärt werden."* [196]

Und daraus ergibt sich dann die letzte Frage zu diesem Thema: Wann werden Journalisten nicht nur die Homöopathie, sondern auch ihre Gegner kritisch hinterfragen und sich selbst ein Bild machen wollen? Kritischer Journalismus, der nichts für gegeben hält, sondern allem gegenüber zunächst einmal skeptisch ist, sollte eigentlich ein Qualitätsmerkmal sein – gerade in Zeiten, in denen die Medien von allen Seiten angegriffen werden.

> Journalisten sorgen dafür, dass die Demokratie wehrhaft bleibt, indem sie im Meinungsstreit gute Argumente von schlechten trennen, nicht indem sie sich zum Teil eines Arguments machen.
>
> JOCHEN BITTNER, JOURNALIST UND PUBLIZIST [197]

23
Womit haben die Kritiker recht?

> Selbstbestimmung setzt aber nicht nur Selbstfindung und Selbsterkenntnis, sondern auch Selbstkritik voraus. Auch eine kritische Hinterfragung der eigenen dunklen Seiten gehört zu den Voraussetzungen dafür, in einen fruchtbaren Dialog mit Vertretern anderer Heil-Systeme und -Methoden zu treten.
>
> JOSEF M. SCHMIDT, ARZT, MEDIZINHISTORIKER UND PHILOSOPH [198]

Selbstkritik ist nicht jedermanns Sache. Manchmal soll sie auch gar nicht jedermanns Sache sein, weil sie – so wird behauptet – per se destruktiv sei und sich gegen den sich selbst Kritisierenden richtet. Eine einfache Google-Suche nach dem Begriff positioniert Seiten an erster Stelle, die Tipps dazu geben, wie man sich von Selbstkritik befreit. Selbstkritik bringt Zweifel und Verunsicherung mit sich. Eigene Überzeugungen könnten ins Wanken geraten und die so wichtige „Sicherheit im Denken" gefährden. Selbstkritik und Skepsis gehen Hand in Hand. Dass aber auch Menschen, die sich explizit als Skeptiker bezeichnen, Schwierigkeiten haben, sich selbst und den eigenen Überzeugungen gegenüber kritisch zu sein, zeigt die Skeptikerbewegung und die zu ihr gehörende organisierte Homöopathiekritik.

Nicht weniger Probleme mit Selbstkritik haben jedoch auch die Homöopathen. Manchmal hat es den Anschein, als würde es ihnen noch schwerer fallen als ihren Kritikern, eigene Überzeugungen in Frage zu stellen. Homöopathiekritik wird dann erbost abgewehrt und ihren Vertretern alle bösen Absichten unterstellt. Wenn man diesen Aspekt in der Diskussion um Globuli näher beleuchtet, wird schnell klar, dass unter den Homöopathen die pure Angst umgeht. Den meisten unter ihnen ist vollkommen bewusst, dass die geäußerte Kritik und die Art und Weise wie professionell sie in den letzten Jahren in die Gesellschaft getragen wurde, existenzielle Probleme aufwirft. Nur sagen das die wenigsten. Und noch weniger sind bereit, sich offen der Kritik zu stellen – auch wenn das die Revision zentraler Grundannahmen der Homöopathie mit sich bringen sollte.

In diesem Sinne hat Natalie Grams Pionierarbeit geleistet. Mit ihrem Buch „Homöopathie neu gedacht" verwies sie erstmals (damals noch aus Sicht einer Homöopathin) auf die aus heutiger Sicht nicht mehr nachvollziehbaren theoretischen und praktischen Grundlagen der Globuli-Medizin und stellte sie offen zur Disposition. Das tat sie in einer klaren und der Homöopathie gegenüber keineswegs despektierlichen Sprache. Sie sah ihr Buch als Diskussionsgrundlage, um die Homöopathie aus heutiger Sicht neu zu bewerten und unterbreitete dazu auch konkrete Vorschläge. Doch sie wurde enttäuscht. Ihre homöopathischen Kollegen ignorierten ihre Anregungen oder griffen sie persönlich scharf an, ohne auf einen einzigen Punkt ihrer Kritik näher einzugehen. Es ist nicht verwunderlich, dass Natalie Grams durch die Erfahrungen, die sie mit ihrem Buch machte, noch mehr der Kritikerseite zuneigte und schließlich komplett die Seiten wechselte und zur glühenden Gegnerin der Globuli wurde, die nichts sehnlicher wünscht, als dass die Homöopathie so schnell wie möglich aus der Medizin verschwindet. Seine eigenen Meinungen und Überzeugungen kritisch zu hinterfragen ist unbequem. Alle Homöopathen sind überzeugt von ihrer Methode und lassen nichts auf sie kommen. Sie sehen tagtäglich in der therapeutischen Praxis, was mit Globuli möglich ist, und jeder Fall, bei dem die Kügelchen (konkret oder scheinbar) helfen oder gar heilen, ist wie Beton ins Fundament ihrer Überzeugung. Nur vereinzelt gibt es Stimmen, die offen dafür sind, die Ansichten Hahnemanns und seiner Nachfolger einer skeptischen Analyse zu unterziehen und dabei auch die Gedanken von Natalie Grams (wenn auch durchaus kritisch) mit einzubeziehen. So würdigt etwa der homöopathische Arzt Lothar Brunke ihr Buch als mutige Auseinandersetzung mit der Homöopathie, die dringend notwendig sei, auch wenn man längst nicht alle ihre Kritikpunkte teilen könne. Aber: *„Dieser Mut ist ihr hoch anzurechnen. Sie hat unwissentlich einen Beitrag zur Bereinigung und Erneuerung der Homöopathie geleistet. Damit könnte sie eine Zeitenwende in der Homöopathie eingeleitet haben, ohne es zu merken: Weg von der Scharlatanerie, hin zu einer wissenschaftlichen Homöopathie, die diesen Namen verdient."* [199]

Mit einigen Kritikpunkten an der Homöopathie haben wir uns schon näher beschäftigt. Sie lassen sich aus dem materialistisch-naturalistischen Weltbild der modernen Naturwissenschaft begründen und nachvollziehen, so etwa das „Nixdrin-nix-dran-Argument". Auch die oft kritisierte fehlerhafte Wahrnehmung der Globuli als sanfte Naturheilkunde ist ein Punkt, der offen hinterfragt werden muss. Homöopathie ist eine Sonderform der Medizin, aber keine klassische Naturheilkunde. Auch dass man durch bedenkenloses Anwenden von Globuli mitunter notwendige konventionelle Therapien hinauszögern oder gar unterlassen kann, ist eine Gefahr, die nicht kleingeredet werden darf. Diese Punkte sind für die Homöopathiekritik zwar wichtig, für sich genommen sind sie aber nicht in der Lage, das Fundament der Globuli-Medizin ins Wanken zu bringen. Das tun andere Kritikpunkte, solche, die ins Herz der Methode treffen. Und diese gibt es durchaus.

Die Grundlagen, auf denen die Homöopathie aufbaut, entstammen ihrer Gründerzeit, also dem Wechsel vom 18. zum 19. Jahrhundert. Ihre theoretischen Annahmen wurden vor über 200 Jahren entwickelt – und sind bis heute in weiten Teilen so geblieben. Die rasante Entwicklung in der wissenschaftlichen Erkenntnis ging also an der Homöopathie vorbei und hat sie in ihren Axiomen nicht erschüttert. Der Vorwurf lautet nun, eine Methode, die noch auf dem Stand von vor 200 Jahren ist, könne wissenschaftlich nicht ernst genommen werden. Das leuchtet ein. Was spricht dagegen, sie endlich zu „entsorgen"? Wenn Homöopathie auf Basis des für die moderne naturwissenschaftliche Medizin immer noch gültigen Maschinenmodells des Menschen bewertet wird (das übrigens noch älter ist als Hahnemanns Homöopathie), dann muss man dem Einwand zustimmen. Es kann aber auch sein, die Welt der Globuli gehört einer anderen Ebene an als der mechanistisch-materialistischen und ist somit mit deren Grundlagen gar nicht zu bewerten. Das ist Spekulation. Aber spekulieren sollte auch in der Wissenschaft erlaubt sein, solange es harten Fakten nicht eindeutig widerspricht.

Welche der überlieferten Ideen der Homöopathie müssen im Licht der heutigen Zeit hinterfragt werden? Eine wichtige Grundannahme der Homöopathie ist die sogenannte „Lebenskraft". Für Hahnemann ist sie die Basis des Lebens und der Gesundheit. Er beschreibt sie als „geistartige Dynamis", die den Menschen im Sinne einer „Autokratie" im Gleichgewicht hält oder ein Ungleichgewicht wieder herstellt. Ziel der homöopathischen Therapie sei es, diese Lebenskraft in ihrem regulierenden Potenzial zu unterstützen. Modern könnte man es so ausdrücken: Globuli sind für den kranken Organismus Hilfe zur Selbsthilfe. Dieses Modell ist für die Homöopathiekritiker veraltet und widerlegt – schlicht weil es eine Lebenskraft gar nicht gebe. Naturwissenschaftlich lasse sich eine solche Kraft nicht nachweisen, sie könne höchstens eine Art Vorstellung sein, die auf geistiger und emotionaler Ebene wirken könne, sie sei aber keinesfalls eine physikalische Tatsache.

Neben dem Ähnlichkeitsprinzip und der Potenzierung durch Verdünnung ist die Lebenskraft eines jener „unerhörten" Konzepte, die die Homöopathie theoretisch und praktisch begründen und die im Widerspruch zur allgemein anerkannten Naturwissenschaft stehen. Die Kritiker haben recht: Eine Lebenskraft lässt sich nicht nachweisen. Ob es sie deshalb auch nicht gibt, steht auf einem anderen Blatt. Und ob man das „Lebenskraftmodell" gar nicht mehr braucht, weil wir heute das, was man dieser ominösen Kraft zuschreibt, mit den Mitteln der Physik und der Chemie vollständig erklären können, darf ebenfalls bezweifelt werden. Eine Lebenskraft als Ziel der Wirkung homöopathischer Arzneimittel ist ebenso reine Spekulation wie die Annahme einer „Information" oder „Energie" in den Globuli, die aus dem jeweiligen Ausgangsmaterial stammt.

Noch mehr Erklärungsprobleme bekommen Homöopathen mit einem weiteren Herzstück ihres Heilverfahrens, der Arzneimittelprüfung. Kurz nochmals erklärt: Homöopathie funktioniert nach dem Ähnlichkeitsprinzip: Etwas, was bei einem Gesunden bestimmte Symptome erzeugt, kann diese bei einem Kranken heilen. Um herauszufinden, welche Symptome ein Mittel macht, prüft man in der Homöopathie die Mittel an gesunden Prüfern und notiert die dabei erscheinenden Symptome, gleich welcher Art sie auch sind. So ist Hahnemann vorgegangen und so machen es auch heutige Homöopathen bei Arzneiprüfungen. Nur fragen sich viele Homöopathen gar nicht, ob das so überhaupt funktionieren kann. Fragen wirft das Vorgehen zur Genüge auf: Weiß man, ob die Prüfer wirklich gesund sind? Sind sie nicht ganz individuelle Personen, deren Eigenheiten mit in die Prüfung einfließen? Welche Symptome erzeugt ein und dasselbe Mittel bei einem Prüfer, der frisch verliebt ist, welche bei einem, der in einer finanziellen Krise steckt? Kann man sicher sein, dass es gerade das homöopathische Mittel war, das ein Symptom erzeugte oder nicht doch etwas ganz anderes? Die meisten Arzneimittelbilder, auf denen die homöopathischen Arzneien aufbauen, wurden nicht verblindet geprüft. Was für eine Aussagekraft können sie dann haben?

Die homöopathische Arzneiwahl geht so vor, dass das individuelle Beschwerdebild eines Kranken mit den Schilderungen der Prüfer (die zusammen das Arzneimittelbild ergeben) abgeglichen wird. Je mehr Übereinstimmungen es gibt, desto passender ist das Mittel. Kann man aber sicher sein, dass ein Kranker im 21. Jahrhundert seine Beschwerden in solchen Worten oder Bildern schildert wie ein Prüfer zu Hahnemanns Lebzeiten? Ist das Symptom „Knieschmerz bohrend" in einem Arzneimittelbild genau der „bohrende Knieschmerz", den ein Patient so beschreibt? Gibt es Gewissheit, dass beide genau dieselbe Empfindung meinen? Das sind Fragen, denen sich Homöopathen nur selten offen stellen, weil sie äußerst unangenehm sind. Denn es gibt auf sie keine schlüssigen Antworten.

Die Frage, ob die Idee der Arzneimittelprüfung überhaupt realistisch nachvollziehbar ist, trifft ins Herz der Homöopathie. Oder vielleicht doch nicht? Wie man homöopathische Mittel auswählt, ist nur ein Aspekt der Lehre, und nicht einmal der zentrale. Der eigentlich wichtige Punkt ist der, dass ein Mittel bei einem Kranken Heilreaktionen auszulösen vermag, durch die er gesund werden kann. Auf welchem Weg man das passende Mittel findet ist eigentlich sekundär. Heute testen manche Homöopathen die Mittel mit Muskeltest,

Pendel oder sogenannten biophysikalischen Geräten aus, andere wählen rein intuitive Verfahren. Es gibt ganz neue Entwicklungen, die dazu übergegangen sind, die Arzneien der Homöopathie in Gruppen zu strukturieren, denen man ganz bestimmte Eigenschaften zuschreibt. So ergeben sich Mittelbilder, die ganz von den Arzneimittelprüfungen abrücken.

Die Aufspaltung der Homöopathie in unterschiedliche Richtungen hat in den letzten Jahrzehnten enorm zugenommen. Das Informationsnetzwerk Homöopathie spricht von rund 30 Strömungen, die sich häufig in Theorie und Praxis unterscheiden und oft auch deutlich widersprechen. Die Kritiker sehen das als Auflösungstendenz, die einem endgültigen Verfall der Methode vorausgeht.[200] Niemand könne sagen, welche Variante bessere Ergebnisse bringe, weil es keinerlei Kriterien gebe, das nach wissenschaftlichen Maßstäben beurteilen zu können. Jeder könne alles behaupten, nichts hielte einer Überprüfung stand. Letztlich gründeten manche Spielarten der Homöopathie auf dem Charisma ihre Begründers und seiner guruhaften Ausstrahlung. Und über den Zustand der modernen Homöopathie sagt folgendes Zitat eines bekannten Homöopathen eigentlich alles aus: *„Es scheint so, als ob es heute wie in einem großen Supermarkt zugeht: Alles ist möglich, jede Variante, Schule, Theorie ist käuflich, und kaum einer fragt mehr nach, woher das Zeug kommt oder was es taugt."* (Roland Methner)[201]

Wenn man die Homöopathie also näher untersucht und nach modernen, naturwissenschaftlichen Kriterien beurteilt, bleibt scheinbar nicht viel von ihr übrig. Es gibt wohl keine Theorie in dieser Heilweise, die nicht mit Mitteln der Logik und des „gesunden Menschenverstandes" auseinandergenommen werden kann. Wer da an den Globuli noch festhalten will, kann eigentlich nur belächelt oder bemitleidet werden. Das Totenglöckchen scheint schon zu schwingen, und es dürfte nicht mehr lange dauern, bis über den Gräbern der Medizingeschichte sein einsames Läuten zu hören sein wird. Den einen zum Leid, den andern zur Freud ...

> Wer Großes versucht,
> ist bewundernswert,
> auch wenn er fällt.
>
> SENECA, RÖMISCHER PHILOSOPH[202]

24
Kann die Homöopathie überhaupt eine Zukunft haben?

> Die Homöopathie ist tot, das steht außer Frage ... Totgesagte leben zwar länger, aber bei der Homöopathie muss nun endlich einmal Schluss sein!
>
> NATALIE GRAMS, INFORMATIONSNETZWERK HOMÖOPATHIE[203]

In Homöopathiekreisen ist es in letzter Zeit auffallend unruhig geworden. Hat man beim Aufkommen der sogenannten „Globukalypse" noch selbstsicher lächelnd auf die Schar der scheinbar hyperaktiv gewordenen Kritiker und Gegner geschaut, ist den Globuli-Liebhabern inzwischen das Lachen im Hals stecken geblieben. Die Auswirkungen der Aktionen und Kampagnen von Natalie Grams und ihren Mitstreitern sind mehr als deutlich spürbar geworden. Der Wind bläst den Homöopathen immer schärfer ins Gesicht und zeigt Wirkung.

Das Informationsnetzwerk Homöopathie arbeitet ausgesprochen professionell, ist bestens vernetzt sowie personell wie finanziell gut aufgestellt.

Eine offenbar von langer Hand geplante Strategie scheint aufzugehen. Inzwischen hat man in den Medien die Deutungshoheit beim Thema Homöopathie erlangt – die wichtigste Grundlage, wenn es um das Erreichen von Zielen geht, bei denen man gesellschaftliche und politische Veränderungen anstrebt. Die öffentlich-rechtlichen Sender verbreiten in den sozialen Netzwerken mittlerweile Erklärvideos, die die „wissenschaftliche Tatsache" verkünden, dass Homöopathie Humbug sei. Die Mission „Globukalypse" scheint zum Selbstläufer geworden zu sein. Durch solche Aktionen kann der angestrebte Wandel in der allgemeinen Einschätzung der Homöopathie letztlich erfolgreich sein. Viele Anzeichen sprechen dafür, dass dieser Wandel kurz bevorsteht.

Die Homöopathen spüren diese Anzeichen mittlerweile klar und deutlich. Bei nicht wenigen nehmen die Patientenzahlen inzwischen ab. Vor allem melden sich immer weniger neue Patienten an. Vereinzelt hört man schon von Praxisschließungen. Die Zahl homöopathisch arbeitender Ärztinnen und Ärzte sinkt seit Jahren. Es fehlt an Nachwuchs, und die Ausbildungsstätten für Homöopathie müssen immer mehr Kurse und Seminare absagen, weil es an Teilnehmern fehlt. Entsprechend haben homöopathische Fachverlage zunehmend Probleme, ihre Bücher an die Frau und den Mann zu bringen. Manche von ihnen sehen sich schon in ihrer Existenz bedroht. Die Globuli-Hersteller klagen ebenso, wenn auch meist hinter vorgehaltener Hand. Die Umsatzzahlen können mittlerweile nur noch durch kostspielige Werbeaktionen vor einem Einbruch bewahrt werden, was sich nur finanzkräftige und große Hersteller leisten können. Einige kleinere haben sich inzwischen schon ganz vom Markt zurückgezogen. In Österreich wurde im Herbst 2018 das Wahlfach Homöopathie an der Universität Wien gestrichen[204] und zum Sommersemester 2019 durch das Wahlfach „Komplementärmedizin: Esoterik und Evidenz" ersetzt.[205] In Deutsch-

land ist geplant, an der Kinderklinik der Ludwig-Maximilian-Universität München das seit Jahren bestehende Angebot einer ergänzenden Behandlung mit Homöopathie abzuschaffen, indem der Vertrag mit der zuständigen homöopathischen Fachärztin (nach Intervention der organisierten Homöopathiekritik) nicht verlängert werden soll.[206]
In der Politik sind die Forderungen der Homöopathiekritiker inzwischen ebenfalls angekommen. Einige der etablierten Parteien beginnen, sich auf deren Seite zu schlagen. Interessant ist dabei vor allem das Verhalten von Bündnis90/Die Grünen. Deren Jugendorganisation „Grüne Jugend" beschloss auf ihrem Bundeskongress im April 2019 u. a. dass der Homöopathie kein Sonderstatus in der Medizin mehr gewährt werden soll und eine Abgabe homöopathischer Medikamente nur noch unter Aufklärung über ihre „nicht nachgewiesenen Wirksamkeit" geschehen dürfe.[207] Die „Grüne Jugend" macht sich die Forderungen des INH fast wortgetreu zu eigenen. Inwieweit die Delegierten des Parteikongresses sich darüber im Klaren waren, welche politische Agenda die Skeptikerbewegung (zu der das Informationsnetzwerk Homöopathie) gehört sonst noch hat, ist unklar, z.b. deren Forderung nach Ausstieg aus dem Atomausstieg und Bau neuer Kernkraftwerke, der Förderung der Agrarchemie mit Zurücknahme von Einschränkungen gegenüber der Gentechnik sowie einen Verzicht von besonderen Förderungen für den Biolandbau.

Bei den Nichthomöopathen im Lager der Alternativmediziner wächst derweil die Angst, im Fahrwasser der Homöopathie unterzugehen. Immer häufiger distanzieren sich Naturheilkundler von den Globuli und betonen Seriosität und belastbare Evidenz ihrer eigenen Methode (nach dem Motto: Spiel nicht mit den Schmuddelkindern). So etwa zwei der wichtigsten Vertreter der Naturheilkunde und Integrativen Medizin in Deutschland, Alexander Michalsen vom Immanuel-Krankenhaus Berlin und Gustav Dobos von der Klinik für Naturheilkunde und Integrative Medizin Essen. Beide betonen, dass Homöopathie nichts mit Naturheilkunde zu tun habe und – im Gegensatz zu dieser – kein plausibles Wirkkonzept aufweise. In einer modernen Naturheilkunde habe Homöopathie jedenfalls nichts zu suchen.[208] Das klingt nach: „Wir sind die Guten, wir gehören nicht zu denen!" Das nutzen die Vertreter der „Globukalypse" gezielt aus und versuchen, den Keil ins Lager der Alternativmedizin immer tiefer zu treiben. Dazu fluten sie z. B. Twitter mantraartig mit der immer gleichen Aussage: „Homöopathie ist keine Naturheilkunde!" Auch wenn sie von dieser auch nicht viel mehr halten als von der Homöopathie, so lässt sie sich doch für den eigenen Zweck ideal gebrauchen, vielleicht sogar missbrauchen. So wird es schließlich um die Jünger Hahnemanns immer einsamer.

Von den derart Angegriffenen hört man dagegen auffallend wenig. Das liegt teilweise daran, dass ihre Statements und Erwiderungen medial kaum Beachtung finden, weil sie nicht gedruckt oder anderweitig verbreitet werden – zumindest nicht in den großen Leitmedien des sogenannten Qualitätsjournalismus, die sich in den letzten Jahren eher zum Sprachrohr der organisierten Homöopathiekritik entwickelt haben. Aber die Homöopathenschaft tut sich auch selbst schwer, wirkungsvoll Gegenwehr zu leisten. Vereinzelt agieren Verbände und Hersteller mit Pro-Globuli-Aktionen im Internet,[209] werden Onlinepetitionen gestartet oder versuchen sich Homöopathen und selbsternannte „Globuli-Schützer" als Blogger.[210] Wobei sich einige von ihnen gegenseitig in die Wolle kriegen und sich das Leben schwer machen. Im Mai 2019 versuchte es ein Homöopathiehersteller mit einer Unterlassungserklärung gegen Natalie Grams – was diese prompt mit der Forderung nach Musterprozessen *„gegen die Profiteure des Hahnemann'schen Zauberkults"* beantwortete.[211] Alles in allem: Eine Entwicklung, die die Kritiker mit einem genüsslichen Händereiben quittieren können. Möglicherweise gehen im altehrwürdigen Haus der Homöopathie wirklich bald die Lichter aus – und das gerade in dem Land, aus dem die Lehre von den Globuli stammt. Es läuft ganz nach Plan. Der Sekt dürfte im Kühlschrank von Frau Grams wohl schon kalt gestellt sein.

Derart düster sehen die Lage der Homöopathie nicht alle. Einige Homöopathen verweisen darauf, dass das Heilen mit Globuli seit seiner Begründung vor über 200 Jahren dauernden Anfeindungen und Angriffen ausgesetzt war – und letztlich konnte nichts diese Heilweise erschüttern, im Gegenteil. Homöopathie wurde immer erfolgreicher. So würde es auch diesmal sein. Sie vertrauen darauf, dass sich das durchsetzt, was letztlich Erfolg hat. Das mag sein. Man sollte aber nicht vergessen, dass die Qualität der Kritik heute eine ganz andere ist als noch vor einigen Jahren. Zwar geht es den Kritikern vor allem um das Verbannen der Homöopathie aus der Medizin, was sie von ihren Vorgängern nicht unterscheidet. Ihre Argumente jedoch sind wesentlich stichhaltiger, als sie es früher waren. Sie treffen gezielt die wunden Punkte der Homöopathie. Und die Auseinandersetzung der letzten zwei, drei Jahre hat gezeigt: Die Vertreter der Homöopathie finden hierauf nur selten eine schlüssige und logisch nachvollziehbare Antwort. Das zeigt eines auf: Der Ball liegt nun im Feld der Homöopathen. Sie sind jetzt gefordert, ihre Heilmethode grundsätzlich zu überdenken und – wenn es nötig und möglich ist – den heutigen Erkenntnissen anzupassen. Wenn dies nicht gelingt, oder wenn sie sich dieser Herausforderung verweigern, wird Natalie Grams recht behalten: Dann wird die Homöopathie als Teil der Medizin verschwinden und im Pool der esoterischen Gaukeleien untergehen. Das aber werden die Homöopathen dann vor allem sich selbst und weniger ihren Kritikern zuzuschreiben haben. Gelingt ihnen aber ein Neubeginn, werden es umgekehrt die Kritiker gewesen sein, die hierfür den entscheidenden Anstoß gaben.

Ein Anpassen an heutige Erkenntnisse heißt nicht, sich der materialistisch-naturalistischen Naturwissenschaft unterzuordnen. Das verlangen zwar die Kritiker, das wäre aber genauso ein Todesstoß für die Homöopathie wie das Einigeln im Elfenbeinturm Hahnemann'scher Axiome oder solchen seiner Nachfolger. Ein solcher Versuch scheiterte schon einmal, als man vor allem in der ersten Hälfte des 20. Jahrhundert versuchte, eine „naturwissenschaftlich-kritische Richtung" in der Homöopathie zu etablieren. Dabei verzichtete man bewusst auf höhere Verdünnungen und gab den phänomenologischen Ansatz in der Mittelfindung weitgehend auf. An dessen Stelle trat das „moderne" Krankheitsverständnis der Zellularpathologie mit seiner Diagnostik, wodurch die Krankheitsnamen wichtiger wurden als die individuellen Krankheitszeichen. Diese Anbiederung an die Naturwissenschaft konnte sich nicht lange halten – außer in der homöopathischen Pharmazeutik. Hier ist das „naturwissenschaftlich-kritische" Denken bis heute anzutreffen, indem homöopathische Komplexmittel für bestimmte Krankheiten angeboten werden – etwas, was der Grundidee der Homöopathie eigentlich klar widerspricht.

Wenn es darum geht, ob die Homöopathie noch eine Zukunft hat, dann muss man ganz grundsätzliche Fragen an sie richten. Die wohl wichtigste ist die, ob eine dermaßen der wissenschaftlichen Zeitströmung entgegenstehende Methode wie die Homöopathie in der heutigen Zeit, in der der wissenschaftliche und technische Fortschritt ein derart galoppierendes Tempo angenommen hat, überhaupt noch irgendeine Art von Gültigkeit beanspruchen kann. Das zentrale Paradigma der modernen Wissenschaft ist fest im Materialismus, Naturalismus und Realismus verankert. Die Erfolge, die die praktische Umsetzung dieser Weltsicht für unser aller Leben mit sich gebracht haben, sind atemberaubend. Und ein Ende ist nicht in Sicht, im Gegenteil. Am Horizont steht der Cyborg, der optimierte Maschinenmensch, der alles hinter sich gebracht hat: Krankheit, Alter, Tod – und Lebendigkeit. Das, was machbar geworden ist, das wird auch gemacht werden, denn: „*Der technologische Fortschritt ist von nun an nur noch limitiert durch unsere Vorstellungskraft und unseren Willen.*" (Karl-Heinz Land, Investor und Autor),[212] sprich: Alles, was wir uns vorstellen können, ist auch machbar, wenn wir es nur wollen. Und in solch eine Welt soll das Heilen mit wirkstofffreien Zuckerkügelchen noch hineinpassen? Nein, Cyborgs brauchen wirklich keine Globuli.

Für aufgeklärte Menschen, noch dazu, wenn sie eine naturwissenschaftlich-akademische Ausbildung genossen haben, ist die Homöopathie grundsätzlich nicht nachvollziehbar, mehr noch: Sie wird auch als eine „intellektuelle Zumutung" empfunden und als „Kränkung des gebildeten Geistes". Werner Bartens, leitender Redakteur im Wissenschaftsressort der Süddeutschen Zeitung, sagt es klar und deutlich: *„Für vernunftbegabte Menschen ist die Homöopathie eigentlich eine intellektuelle Beleidigung."* [213] Der gekränkte Intellekt könnte auch erklären, mit wie viel destruktiver Energie sich so manche Kritiker gegen die Homöopathen ereifern. Dabei ist das reflexartige Bekämpfen von Dingen, die als Zumutungen empfunden werden, nicht unbedingt ein Zeichen von intellektueller Souveränität. Vielleicht braucht es ja solche Zumutungen, um intellektuell voranzuschreiten. So schreibt der Journalist und Buchautor Manuel J. Hartung in der Wochenzeitung „Die Zeit" treffend: *„Echte Bildung ist ohne intellektuelle Zumutungen nicht zu haben. Nur wer sich an Andersdenkenden reibt, kann seine Position prüfen. Denken* *und Streiten sind Geschwister."* [214] Vielleicht könnte sich gerade der Mut, eine Zumutung zu sein, für die Homöopathie als Schlüssel erweisen, sich das Überleben zu sichern. Ein Ja zum eigenen Anderssein zu sagen, ist nicht einfach. Das bedeutet, das Risiko einzugehen, ausgegrenzt zu werden. Ausgegrenzt ist die Homöopathie aber, seit es sie gibt. Sie war nie Teil der anerkannten, konventionellen Medizin. Das einzige, was sie hatte, war ihr Erfolg in der Praxis. Therapeuten, die den Mut hatten, sich auf sie einzulassen, hatten oft erstaunliche Heilerfolge. Und das sprach sich rum. Dem Heilen ist es egal, ob es wissenschaftlich anerkannt geschieht oder nicht. Wenn die Wissenschaftlichkeit das entscheidende Kriterium wird, ob eine Therapie angewendet werden darf oder nicht, dann haben wir eine Spaltung in legales und illegales Heilen. Dann aber wird der Heilungsauftrag der Medizin ad absurdum geführt. Die Homöopathie sollte den Mut entwickeln, einer solchen Pervertierung des therapeutischen Handels die Stirn zu bieten, d. h. Mut zu Aussagen zu haben wie:

- Ja, die Homöopathie steht quer zum herrschenden Denksystem der modernen Wissenschaft. Solange nur ein einziger Kranker Heilung durch Globuli erfährt, die er in der konventionellen Medizin nicht finden konnte, kann die Homöopathie auf dieses „Quere" stolz sein.
- Ja, die Homöopathie hat es schwer, in hochwertigen Studien ihre Wirksamkeit einwandfrei zu beweisen. Wenn im praktischen Alltag zu beobachten ist, was in konstru-

ierten Studien nicht gesehen werden kann, dann heißt es für die Homöopathie: Im Zweifel für die Praxis!

- Ja, der Placeboeffekt und andere Kontexteffekte dürften wohl für nicht wenige Erfolge einer homöopathischen Therapie ursächlich verantwortlich sein. Solange das aber für jede andere Behandlungsmethode genauso gilt, ist dieses Argument wertlos.

- Ja, in homöopathischen Hochpotenzen ist nichts weiter drin als Zucker oder Alkohol. Darum sind Globuli sicher keine Medikamente im klassischen Sinn. Was sie dann sind, weiß keiner. Vielleicht einfach ein Nichts, mag sein. Dann aber können Poeten mehr darüber erzählen als Rationalisten, denn „*Das Nichts ist eine Schale, in die alles rinnt*" (Martin Walser)[215] und man kann in ihm „*eine stille Mitte im Orkan der Materie*" sehen (Kurt Marti).[216] Vielleicht ist die ins Unendliche verdünnte Substanz ja in Wirklichkeit eine „*zerdachte Welt*" (Gottfried Benn).[217]

Gewiss, mit solchen Sätzen erntet man bei rationalistischen Homöopathiekritikern nur mitleidiges Kopfschütteln. Wenn aber Homöopathie „verrückt" ist, dann sollten Homöopathen sich nicht scheuen, den Mut aufzubringen, zu diesem „Verrücktsein" zu stehen und sich zu ihm zu bekennen. Auch hierfür lässt sein ein prominenter Kronzeuge anführen: „*Was ist schon dabei, wenn andere unser Verhalten nicht verstehen? Ihre Forderung, wir dürften nur das tun, was sie verste-*

hen, ist ein Versuch, uns zu beherrschen. Wenn dies aus ihrer Sicht ‚asozial' oder ‚irrational' ist, dann ist es eben so. Die anderen verübeln uns hauptsächlich unsere Freiheit und den Mut, selbst zu sein." (Erich Fromm)[218]

Zusammengefasst heißt das, dass Homöopathie wohl „back tot the roots" muss, ohne sich in Denkmuster des 18. und 19. Jahrhunderts zu flüchten. Der Status der beliebten, nebenwirkungsfreien, sanften und natürlichen Medizin, die in jedem Arzneischrank stehen muss, passt einfach nicht zu ihr – auch nicht die von den Gegnern kritisierte „Globulisierung" des Alltags durch Zuckerkügelchen für alle Lebenslagen und Wehwehchen. Für die Zukunft der Homöopathie bedeutet das aber ein Akzeptieren des Gesundschrumpfens. Globuli gehören in die Hände ausgebildeter Homöopathen, am besten solcher, die lange Jahre Erfahrung mit der Methode gesammelt haben. Eines der Hauptanwendungsgebiete für Globuli wird dann der chronisch Kranke werden, dem mit der konventionellen Medizin nicht mehr geholfen werden kann. In diesem Sinne wird man die Homöopathie dann in der Tat dringend brauchen. Vielleicht wird die Zukunft ganz anders aussehen, als sie sich Homöopathen und ihre Kritiker heute ausmalen. Vielleicht fällt die „Globukalypse" aus und es entsteht ein „Globuli 2.0".

> Überall geht ein früheres Ahnen dem späteren Wissen voraus.
> ALEXANDER VON HUMBOLDT, DEUTSCHER NATURFORSCHER[219]

25
MUT ZUM GANZ ANDEREN:
7 GRÜNDE, SICH FÜR DIE HOMÖOPATHIE EINZUSETZEN

> Widerstand gegen destruktive Kräfte erwächst aus der Sympathie für das, was zerstört werden soll.
>
> PETER FAHR, LYRIKER UND SCHRIFTSTELLER[220]

Die Apokalypse beschreibt den Weltuntergang, die „Globukalypse" das Auslöschen der Homöopathie. Beides geht nur mit grundlegender Zerstörung. Im Programm der Skepkon 2019 (der jährlichen Konferenz der GWUP) waren Christian Lübbers, Natalie Grams, Norbert Aust und der Arzt Dr. Helmut Kohler als die „vier Reiter der Globukalypse" angekündigt.[221] Auf die Bühne schaffte es schließlich einzig Norbert Aust. Wie dem auch sei: Das war eine ziemlich verunglückte Assoziation, stehen diese vier Reiter in der biblischen Apokalypse doch als die Bringer von Eroberung, Krieg, Hungersnot und Tod ...[222] Wenn bei einer gesellschaftlich aktiven Kraft das Destruktive zum zentralen Leitmotiv des Handelns wird (wie es bei der organisierten Homöopathiekritik unverkennbar zu beobachten ist), dann sollten die Alarmglocken läuten. Zumindest ist es angebracht, diese Organisationen kritisch unter die Lupe zu nehmen und das, was sie sagen und tun, zu hinterfragen. Das wurde in den einzelnen Kapiteln dieses Buches getan. Die letzte Frage, die sich in diesem

Zusammenhang nun stellt, ist die, wie man seitens der Homöopathie darauf reagieren soll. Um sich nicht niederwalzen zu lassen, führt wohl nichts an Gegenwehr und Widerstand vorbei. Wie aber kann die Verteidigung der Homöopathie aussehen?

Jedenfalls sollte man sich die Argumentation nicht von den Gegnern diktieren lassen. Auf dieser Ebene werden die Verfechter der Globuli-Medizin kaum Chancen haben, in der Diskussion zu bestehen. Das wissen die Homöopathen auch selbst, weshalb sie einer solchen meist aus dem Wege gehen. Was wiederum Wasser auf die Mühlen der Kritiker ist, die behaupten können, den Homöopathen gingen die Argumente aus und sie entzögen sich einem intellektuellen Diskurs. Das ist auch nachvollziehbar, wenn man so manche Rechtfertigung für das Heilen mit Globuli liest: Die Menschen wollen die Homöopathie doch. Homöopathie ist sanft und nebenwirkungsfrei. Homöopathie hilft, „chemische" Medikamente einzusparen. Das alles mag richtig sein – beantwortet aber nicht die (in Teilen ja berechtigte) Kritik der Gegner, die boshaft erwidern, das Argumentieren der Globuli-Freunde sei eine *„Hampelei von Idioten, die glauben, 2+2 sei 22!"* [223]

Die Homöopathie ist in der aktuellen Auseinandersetzung also eindeutig in der Defensive. Um aber auch zukünftig in einer extrem technologisierten Umwelt bestehen zu können, muss sie aus der Deckung kommen und ihr Profil ganz bewusst schärfen. Dazu muss sie sich allen, die sich mit dem Thema Globuli beschäftigen, auch mutig präsentieren. Mit Anbiederung hat man schon verloren, mit „Mut zum ganz

Anderen" steht man zur eigenen Identität – und die baut nun mal auf einer anderen Weltsicht auf, einer holistisch-ganzheitlichen. Mögen die Kritiker dies als hinterwäldlerische Esoterik von vorvorgestern abtun, dann sei es so. Sie werden die Gründe für diese Behauptung sicher mit einer ausgefeilten Logik vorbringen, die rationalistisch geschulten Gehirnen eingängig ist. Auch da gilt: Dann ist es eben so. Nur eins müssen die Homöopathen auch: ihre Position klar, deutlich und selbstbewusst artikulieren und vorbringen. Dazu braucht es gute Argumente. Als Impuls, solche zusammenzutragen und auszuformulieren sollen folgende sieben Gründe dienen, sich für die Homöopathie einzusetzen:

1.
Homöopathie ist der Prototyp einer holistischen Therapie
Das Wesen der homöopathischen Heilweise lässt sich eigentlich nur über ein holistisch-ganzheitliches Weltbild erklären. Alle Versuche, sie auf Basis der herrschenden materialistisch-naturalistischen Weltanschauung beschreiben zu wollen, müssen fehlschlagen. Solange dieser Grundunterschied nicht anerkannt wird, kann es keine sinnvolle Diskussion über das Für und Wider von Globuli geben.

Im holistischen Weltbild steht die Verbindung aller Teile der Natur im Mittelpunkt. Über der Wirkung jedes Teils für sich steht eine Wirksamkeit als Ganzes. Das ist keine dumpfe Esoterik, sondern fundierte Naturphilosophie – auch wenn sie dem herrschenden Philosophiekonzept unserer Zeit nicht entspricht. Das Funktionieren der Natur basiert nach holistischer Auffassung nicht ausschließlich auf materieller Grundlage, sondern ist vor allem Ausdruck von Beziehungen der einzelnen Teile zueinander. Die Wirklichkeit entsteht, indem einzelne Teile Verbindung miteinander aufnehmen und Beziehungen eingehen. Das sind Überlegungen, die sich auch aus den Erkenntnissen der Quantenphysik ergeben. Genau hier greift die Homöopathie an. Grundlage der homöopathischen Idee ist, dass natürliche Substanzen außerhalb des Menschen mit diesem in Wechselwirkung treten, die alle Ebenen des Menschen betreffen. So funktioniert eine homöopathische Arzneimittelprüfung: Eines Substanz, z.B. Ringelblume oder Quarz wird eingenommen und die Reaktionen des Organismus werden beobachtet. Nach einer holistischen Auffassung kommt es zu Wechselwirkungen zwischen beiden, erkennbar in Veränderungen der körperlichen oder seelisch-geistigen Befindlichkeit des Menschen. Grundlage dafür ist das Resonanzprinzip. Nach dem von Samuel Hahnemann beobachteten Ähnlichkeitsprinzip kann man Substanzen, die in solchen Prüfungen bestimmte Symptome hervorgerufen haben, bei den betreffenden Krankheitssymptomen eines Patienten als Heilmittel einsetzen. Auch hier wirken die Globuli im Sinne einer Resonanz. Resonanz geschieht aber nur, wenn beide Teile eine „innere Verbindung" haben, sich also in irgendeiner Weise ähnlich sind. Das kann man nur nachvollziehen, wenn man ein holistisches Weltbild annimmt.

Gerade diese Überlegungen zur homöopathischen Arzneimittelprüfung wurden von den Kritikern nach allen Regeln der logischen Kunst auseinandergenommen. Das kann man machen, und zur Auffassung gelangen, dass das alles so nicht stimmen kann und es einfach als Geschwurbel abtun. Ein solches Urteil fällt man dann jedoch auf Grundannahmen, die aus dem materialistisch-naturalistischen Weltbild stammen. Solange aber der Holismus nicht als absolut sicher widerlegt gelten kann, darf man Andersdenkenden nicht die Legitimität absprechen, Natur und Welt nach ihrer Auffassung zu deuten.

Wenn man Medizin unter holistischen Gesichtspunkten betrachtet, erscheint die Homöopathie als Art Prototyp für eine ganzheitliche Heilkunde. Natur und Mensch sind nicht grundsätzlich getrennt, sondern auf übergeordneter Ebene innig verbunden. Wenn mir Belladonna-Globuli helfen, dann nicht, weil Belladonna-Wirkstoffe irgendetwas in mir auf molekularer Ebene bewirken, sondern weil ich mit Belladonna, der Tollkirsche, in holistischer Weise verbunden bin. Die Belladonna-Globuli treten mit dem „Belladonna-Artigen" in mir in Resonanz. Und diese Resonanz ist es, die wirkt, nicht irgendein Molekül (das oft gar nicht mehr vorhanden ist).

Weshalb brauchen wir so etwas Eigenartiges wie die Homöopathie für die Medizin der Zukunft? Gewiss nicht, um damit die konventionelle Medizin zu ersetzen, sondern damit auch in der Medizin die Vision des Verbundenseins einen Platz hat. Gerade in einer Zeit, da die negativen Seiten des herrschenden materialistisch-naturalistischen Denkens in Gesellschaft (z.B. Raubtierkapitalismus), Umwelt (z.B. Klimawandel) und Medizin (z.B. Antibiotikaresistenzen) nicht mehr zu übersehen sind, sollten Homöopathen ihre Heilkunde mutig verteidigen und zum „ganz Anderen" stehen.

2.
Heilen durch Verbinden, nicht durch Bekämpfen

Dieser Punkt ergibt sich aus dem vorherigen, sollte aber nochmals näher erläutert werden. In der konventionellen Medizin verfolgt man häufig das Ziel, die auslösende Ursache zu bekämpfen. Das zeigt sich besonders in der Infektionsbehandlung, bei der versucht wird, die krankmachenden Keime zu töten oder in der Ausbreitung zu hemmen. Dieser Ansatz ist gar nicht verkehrt und wir dürfen froh sein, dass wir (noch) gut funktionierende Arzneimittel haben, die auf diesem Weg z. B. gefährliche Bakterien wirkungsvoll bekämpfen. Wenn dies aber *die alleinige* Vorgehensweise ist, bekommen wir über kurz oder lang Probleme, wie die deutlich zunehmenden Antibiotikaresistenzen und mittlerweile selbst Resistenzen gegen pilztötende Medikamente erschreckend zeigen. Auch das Unterdrücken von Entzündungen mittels Kortison oder das Bekämpfen von Krebszellen mit Chemo oder Bestrahlung hat zum Ziel, das Krankhafte zu zerstören. Wie gesagt: Bei Bedarf ist das absolut richtig und notwendig, und diese Optionen müssen stets verfügbar und einsetzbar sein und es auch bleiben. Aber man sollte nach der Sinnhaftigkeit dieses Vorgehens fragen, wenn es der zentrale und vielleicht einzig in Erwägung gezogene Therapieansatz ist. Bekämpfung des Krankhaften und Krankmachenden kann immer nur *ein* Bestandteil eines therapeutischen Gesamtkonzeptes sein.

Das jedenfalls ist die Auffassung einer komplementären oder integrativen Medizin, die verschiedene (auch naturheilkundliche und homöopathische) Ansätze kombiniert, d.h. miteinander verbindet. Was die organisierte Homöopathiekritik aber fordert, ist der Ausschluss dieser Methoden, das Ächten von Nichtkonformem und die Schaffung einer allein naturwissenschaftlich begründeten Einheitsmedizin, die beständig im „Bekämpfungsmodus" läuft und keine Verfahren duldet, die außerhalb einer streng naturwissenschaftlichen Erkenntnis stehen. Hier offenbart sich die organisierte Homöopathiekritik als Kind ihrer Zeit. Die Kräfte des kapitalistischen Ökonomismus, in dem die Ellbogenmentalität zu einer verkappten Kardinaltugend hochstilisiert wird, ohne die man auf der Strecke bleibt, wirken im Hintergrund auch hier. Aggressives Ausgrenzen und Abschotten, das Siegen über die Konkurrenz und ihr Ausschalten, all das wirkt den Gegnern der Homöopathie als Triebfeder im Durchsetzen der „Globukalypse".

In der Homöopathie wird gerade gegensätzlich gearbeitet. Ihre Grundidee ist nicht das Kontraprinzip, sondern das Ähnlichkeitsprinzip. Nach ihrer Vorstellung stößt etwas, das der Krankheit ähnlich ist, im kranken Organismus Selbstheilreaktionen an. Diesen Ansatz in der Gesamtmedizin weiterhin zu ermöglichen, dafür sollten die Homöopathen mutig einstehen. Sie müssten selbstbewusst zu dieser Auffassung stehen, auch wenn sie vom wissenschaftlichen Mainstream nur allzu gerne belächelt werden. Entscheidend sollte das dankbare Lächeln geheilter Patienten sein, nicht das Ausgelachtwerden durch intellektuell-elitäre Gruppen mit destruktiver Grundmentalität.

3.
Nicht viel hilft viel, sondern weniger ist mehr

In der Pharmakologie ist es belegt, dass die Wirkung einer Substanz in der Regel umso stärker ist, je höher sie dosiert wird. Positive therapeutische Effekte sind oft erst ab einer bestimmten Konzentration eines Arzneistoffes zu beobachten. Überschreitet diese jedoch eine bestimmte Größe, kann das negative Folgen hervorrufen bis hin zu Vergiftungen. Es vor diesem Hintergrund als irrwitzig anzusehen, bessere Heilerfolge erzielen zu können, wenn (wie in der Homöopathie) eine Substanz immer höher verdünnt wird, ist vollkommen nachvollziehbar. Hier steht die Homöopathie völlig konträr zu den naturwissenschaftlichen Erkenntnissen aus Chemie und Biologie. Das kann zweierlei bedeuten: Entweder ist die Globuli-Medizin wirklich Mumpitz, oder ihre Wirkung beruht nicht auf bekannten und anerkannten pharmakologischen Prinzipien.

Homöopathiekritiker vertreten eindeutig die erste Position, und sie sind auch nicht gewillt, hier Kompromisse zu machen. Für sie steht es ein für alle Mal fest, dass Globuli keine Wirkung haben *können*. Einen möglichen Wirkaspekt außerhalb der bekannten Regeln von Chemie und Physik wird man *niemals* finden, sagen sie. So sicher sind sich die Homöopathen und ihre Freunde da nicht. Zukünftige neue wissenschaftliche Erkenntnisse a priori auszuschließen, halten sie für unseriös. Die Geschichte der Wissenschaft hat noch immer gezeigt, dass wissenschaftliche Erkenntnis zeitgebunden ist und man grundlegende Veränderungen niemals grundsätzlich ausschließen kann. Doch, das geht, sagen die Homöopathiekritiker, nein, das geht nicht, sagen wissenschaftliche Experten. Wie z. B. Cailin O'Conner, Assistenzprofessorin für Logik und Wissenschaftsphilosophie an der University of California in Irvine. Sie sagt: *„Im Laufe der Geschichte ist eine anerkannte Theorie immer wieder von einer neuen abgelöst worden. Und das wird sicherlich auch für viele der Dinge gelten, an die wir heutzutage glauben. Wir wissen nicht, welche der Dinge, die wir glauben, nicht stimmen."* [224]

Homöopathen behaupten, dass die Globuli wirksam sind, wissen aber nicht wie. Theorien dazu gab und gibt es immer wieder, doch keine konnte sich bisher als haltbar erweisen. Sollte Homöopathie wirklich spezifisch wirksam sein (und eben nicht nur über den Placeboeffekt), dann wäre das in der Tat revolutionär, weil das unser bekanntes Weltbild auf den Kopf stellt. Und es würde die Konturen eines neuen Weltbildes aufzeigen, in dem nicht „Viel hilft viel" gilt, sondern „Weniger ist mehr".

Man stelle sich einmal die sich daraus ableitende Vision vor: Nicht mehr Masse und Menge wären die allein entscheidenden Eckpfeiler für Wirksamkeit, sondern daneben auch das Maß an Sublimierung, die materielle Substanzen erfahren haben, z. B. durch schrittweises und rhythmisches

Verdünnen. Kleineste Mengen eines Stoffes würden genügen, daraus eine fast unendliche Anzahl Arzneien herzustellen. Eine absolut verrückte Annahme: Es wäre wie in der Jesusgeschichte mit den fünf Fischen und den zwei Broten, die ausreichten, um 5000 Menschen satt zu bekommen. Es wäre auch ein Weltbild der Abkehr von der ständigen Ressourcenausbeutung, des ständigen „Immer-Mehr" und des „Immermehr-haben-Wollens". Eine Vision, die das Sein über das Haben stellt.

Spätestens hier schlagen die Homöopathiekritiker die Hände über dem Kopf zusammen. Für sie dürften das neoromantische Wahnideen sein, die niemand ernst nehmen könne, der noch einigermaßen bei Verstand ist. Richtig, eine solche Vision wäre wissenschaftliche Anarchie. Da die Idee der Homöopathie aber ebenfalls anarchische Züge trägt, wäre es nur folgerichtig, wenn die Homöopathen zu solch einer Vision stehen. Wohlgemerkt, eine Vision, die das Bestehende gar nicht abschafft, sondern um neue Aspekte ergänzen und erweitern könnte. Die Globuli-Gegner meinen immer, dass, wenn Homöopathie tatsächlich wirken würde, die Naturgesetze in sich zusammenfielen und nicht mehr gültig sein dürften. Dem muss aber gar nicht so sein. Nach der Entdeckung der Gesetze der Quantenmechanik blieb z. B. die Gravitation unangetastet. Die „alte" Newton'sche Physik gilt heute immer noch uneingeschränkt für einen bestimmten Teil der Natur. Daneben aber kennen wir seit rund einhundert Jahren vollkommen andere Gesetze, die sich auf einen anderen Teil der Natur beziehen, den der kleinsten Teile. Eine Vision des „Weniger ist mehr" ist vielleicht so unmöglich gar nicht.

4.
Der „innere Arzt" – Partner für das Gesundwerden

Eines ist seltsam: Die Homöopathiekritiker argumentieren immer wieder, dass die Wirkungen, die Globuli durchaus haben könnten, entweder durch Placeboeffekt entstünden, oder die Heilungen hätten sich mit der Zeit auch von selbst eingestellt. Schließlich verfügte jeder Organismus über die Fähigkeit, die meisten Krankheiten von selbst auszuheilen. Wenn dem so ist, warum plädieren sie so vehement für eine moderne, hochwirksame Medizin, die von Jahr zu Jahr teurer wird? Weshalb mussten wir 2018 Arzneimittel für über 40 Milliarden Euro ausgeben,[225] wenn es doch möglich wäre, die meisten Krankheiten sich von selbst ausheilen zu lassen? Wieso hatten die gesetzlichen Krankenkassen 2017 rund 91 Milliarden Euro Kosten für Krankenhausbehandlungen,[226] die es doch in sehr vielen gar nicht gebraucht hätte? Die Kritiker arbeiten hier mit einem eleganten Trick. Sie halten den Begriff „Selbstheilung" ganz hoch, wenn es um die Diskreditierung der Homöopathie geht, während eben diese „Heilung von innen" im Konzept der von ihnen verteidigten Schulmedizin als therapeutisch gezielt beeinflussbarer Faktor eigentlich gar nicht vorkommt.

Jeder Placeboeffekt hat seinen Ursprung in der Fähigkeit eines lebenden Organismus, sich selbst zu regulieren und wieder gesund zu machen. Wenn es so viele Selbstremissionen, also Selbstheilungen gibt, warum setzt die Medizin immer noch fast ausschließlich auf Chemie, Strahl und Stahl? Warum setzt sie bei bestimmten Krankheiten immer noch (und oft auch ausschließlich) auf stark eingreifende Medikamente, die z. B. das Immunsystem der Kranken extrem schwächen, wenn doch gerade die Abwehrkraft ein wichtiger Faktor für den Organismus sein dürfte, sich selbst wieder ins Lot zu bringen? Weiß sie, die Schulmedizin, denn nicht, dass dadurch die wichtige Fähigkeit zur Selbstheilung extrem gehemmt werden kann? Warum wollen die Vertreter der „Globukalypse" es unbedingt erreichen, dass ergänzend zur konventionellen Therapie keine Alternativmedizin mehr möglich sein soll, obwohl doch durch viele Studien belegt ist, dass dies zumindest die Lebensqualität chronisch Kranker auf körperlicher wie seelisch-geistiger Ebene deutlich stärken kann? Natalie Grams warf den Alternativmedizinern „Selbstheilungspiraterie"[227] vor, weil sie den Begriff für ihre Zwecke kapern, beschlagnahmen und missbrauchen würden. In Wirklichkeit dürften die wirklichen Piraten auf der anderen Seite zu suchen sein.

Paracelsus, legendärer Arzt zwischen Mittelalter und Aufklärung, kann zu dieser Kontroverse Wegweisendes beitragen. Seine Vorstellung von der Medizin ist aktueller denn je. Er sprach davon, dass jeder Mensch einen „inneren Arzt" in sich trage, der dazu fähig sei, ein krankhaftes Ungleichgewicht wieder ins Lot zu bringen. Mit dem „inneren Arzt" meint Paracelsus also die Selbstheilkräfte und damit die Fähigkeit lebender Organismen zur Autoregulation. Wichtig ist, wie Paracelsus die Aufgabe der Medizin sah. Die ärztliche Heilkunst bestehe zuallererst darin, den „inneren Arzt" in seinem Heilbemühen zu unterstützen, d.h. der „äußere Arzt" solle vor allem bestrebt sein, die inneren Heilkräfte anzuregen. Für Paracelsus ist also die therapeutische Tätigkeit zunächst auf das Selbstheilvermögen des Patienten gerichtet. Er fügt dann aber hinzu, dass der „äußere Arzt" an die Stelle des „inneren Arztes" zu treten habe, wenn dieser nicht in der Lage sei, Heilung zu vollbringen. Die paracelsische Idee der Medizin hat also zwei Stufen: Zunächst das Selbstheilbestreben des Organismus zu fördern und zu unterstützen, dann aber auch von außen Maßnahmen zu ergreifen, wenn eine Selbstheilung nicht möglich ist. Damit skizziert Paracelsus schon im 16. Jahrhundert das Bild einer ganzheitlichen Heilkunde, die – als erster Schritt – beim Heilvermögen des Patienten angreift und dann – wenn nötig – von außen eingreift. Dass es Krankheiten gibt, die verlangen, den zweiten Schritt (das äußere Eingreifen) an die erste Stelle zu setzen, ist selbstverständlich und war auch für Paracelsus unstrittig. Aber ohne das Miteinbeziehen des „inneren Arztes" in die Heilkunde kann, so Paracelsus, keine Medizin wahrhaftig und weise sein. Und hiermit kommen wir zur Homöopathie.

Das Heilen mit Globuli geschieht ausschließlich über den „inneren Arzt". Ein anderer Weg ist ausgeschlossen, da weder Moleküle noch Kräfte und Energie im klassisch-physikalischen Sinne auf den materiellen Organismus einwirken.

Selbst wenn man der Homöopathie nur eine Wirkung über den Placeboeffekt zugestehen möchte, so ist das doch eine Wirkung, und sie kann nur „von innen kommen", als Reaktion eines sich selbst reorganisierenden und regulierenden Systems. Hahnemann sprach von der „geistartigen Lebenskraft", Paracelsus vom „inneren Arzt". Beide dürften das gleiche gemeint haben: Die Selbstheilkräfte. In der konventionellen Medizin kennt man die Fähigkeit des Organismus, sich selbst zu regulieren zwar, doch spielt sie eigentlich keine Rolle. Der „innere Arzt" ist nicht greifbar, eine „geistartige Lebenskraft" ebenso wenig. Was man in der naturwissenschaftlich ausgerichteten Medizin nicht greifen kann, kann man nicht gezielt beeinflussen oder lenken. Somit ist es auch nicht möglich, Selbstheilungskräfte als einen Faktor in die Medizin zu integrieren, den man zum Ziel einer therapeutischen Intervention macht. Wenn die Schulmedizin einen „inneren Arzt" zwar kennt und die Fähigkeit zur Selbstheilung akzeptiert, aber deren gezielte Beeinflussung nicht zum Konzept ihres therapeutischen Wirkens zählt, dann fehlt ihr etwas. Das kann sie nicht abstreiten. Hier springen Homöopathie und andere alternativmedizinische Verfahren in die Bresche. Sie können dieses Manko ausgleichen, weil sie in der Regel ganz gezielt und (wie bei der Homöopathie) ausschließlich am Prinzip der Selbstheilung ansetzen. Sie setzen einen Reiz, der den „inneren Arzt" aktivieren soll.

Zu diesem „Wirkmechanismus" sollten die Homöopathen offen und mutig stehen. Sie sind nicht die „besseren" Ärzte oder Therapeuten, sie sind die ganz „anderen". Während die

Schulmedizin das Wirken des „äußeren Arztes" perfektioniert hat (und darauf zu Recht stolz sein darf), ist die Homöopathie ein ausgeklügeltes System zur Regulation über den „inneren Arzt". Wie kann man es ablehnen (und sogar offen bekämpfen), dass diese beiden Wege gemeinsam gegangen werden, um kranken Menschen zu helfen?

5.
Heilen ohne „Kollateralschäden"

Oberster Grundsatz in der Medizin war über viele Jahrhunderte die Forderung des Leibarztes des römischen Kaisers Tiberius: Primum nihil nocere – an erster Stelle steht, nicht zu schaden. In der heutigen Medizin mit ihren hochwirksamen Arzneimitteln ist dies schwer umzusetzen. Jedes Medikament kennt Wirkungen und Nebenwirkungen. Der Leitsatz wird heute eher so formuliert: vor allem mehr Nutzen als Schaden. Neue Arzneimittel müssen genau dies belegen können, wollen sie eine Zulassung erhalten. Das Thema Nebenwirkungen steht heute nicht nur in der Medizin, sondern auch in der Gesellschaft, immer mehr in der Diskussion, weiß man doch inzwischen, dass viel mehr Patienten an den Nebenwirkungen ihrer Medikamente sterben als man bisher dachte. Man kann entgegen, dass man das in Kauf nehmen muss, will man auf die mitunter segensreichen Wirkungen dieser Arzneien nicht verzichten. Schwierig wird es allerdings bei manchen hochwirksamen Medikamenten, bei denen es mehr negative als positive Effekte geben kann, z. B. bei bestimmten Krebsmedikamenten. Hier kann der Schaden den

Nutzen eindeutig übersteigen. Wo gehobelt wird, fallen Späne. Das gilt auch für die Medizin.

Die Homöopathie profitiert davon, mit dem Slogan „frei von Nebenwirkungen" werben zu können. Dem kann man nur schwer etwas entgegnen, da homöopathische Mittel durch ihre Verdünnung in der Regel gar nicht in der Lage sind, Nebenwirkungen auszulösen. Die Vertreter der „Globukalypse" drehen allerdings den Spieß um und sagen: Wo keine Nebenwirkung, da kann auch keine Wirkung sein. Sie sind der Auffassung, dass vor allem die Angst vor Nebenwirkungen in den letzten Jahren immer mehr Patienten in das Lager der Homöopathie gespült hat. Das ist durchaus möglich. In Umfragen gaben die meisten der Befragten, die sich für Homöopathie aussprachen, an, die Globuli vor allem mit „natürlich" und „nebenwirkungsfrei" in Verbindung zu bringen. Die eigentlichen Grundelemente der homöopathischen Medizin kannten nur die wenigsten. Unerwünschte Begleiteffekte kann die Anwendung von Globuli aber durchaus auch haben. In der Lehre der Homöopathie gibt es den Begriff der „Erstverschlimmerung". Er sagt aus, dass sich eine Beschwerde nach Einnahme eines homöopathischen Mittels kurzfristig verstärken kann. Allerdings sei das eine natürliche Reaktion der Selbstheilkräfte, die einer Heilung oft vorausgehe – so die Homöopathen.

Wie auch immer: Globuli & Co. beinhalten keine Substanzen, die den Organismus auf chemischem Wege dazu zwingen, eine bestimmte Reaktion zu erzeugen. Wenn man die Idee der Homöopathie akzeptiert, wirken sie als ein nichtstofflicher Reiz, der eine Resonanz im kranken Organismus erzeugt. Diese löst dann eine Selbstheilung aus. Pharmakologische Nebenwirkungen sind hier völlig ausgeschlossen. Diese Auffassung mag nach naturwissenschaftlichen Kriterien Humbug sein, ist aber eine Erfahrung aus 200 Jahren homöopathischer Praxis rund um den Globus. Und hierauf sollten die Homöopathen immer wieder selbstbewusst hinweisen.

Der Einwand der Kritiker, Praxiserfahrungen seien nichts als anekdotische Einzelfälle und daher für die Beurteilung der Homöopathie völlig uninteressant, ist eher eine Schutzbehauptung, um sich nicht mit den zuweilen beachtlichen Heilerfolgen der Homöopathie, manchmal selbst bei schwerwiegenden Leiden, auseinandersetzen zu müssen. Dass dies ohne die Gefahr von Kollateralschäden in Form von Nebenwirkungen möglich ist, ist ein Vorteil der Globuli-Medizin.

In einer Zeit, da die Menschen immer älter werden (und schon aus diesem Grund die kombinierte Einnahme mehrerer Arzneimittel kontinuierlich steigt), ist es dringend notwendig, Methoden zur Hand zu haben (und wenn angezeigt, auch einzusetzen), die ein geringes Nebenwirkungspotenzial haben – oder (wie im Beispiel der Homöopathie) auch gar keines. Diese aus der Medizin gezielt ausgrenzen zu wollen, ist vor diesem Hintergrund fahrlässig und nicht im Sinne der Patienten. Diese haben nämlich ein Recht darauf (ganz im Sinne des alten Primum nihil nocere), dass ihnen durch die Medizin so wenig wie möglich Schaden zugefügt wird.

6.
Heilung, ohne dass die Natur die Kosten zahlt

Konventionelle Arzneimittel sind Produkte der Pharmaindustrie und enthalten chemische Substanzen. Diese Aussage ist richtig und wird von Verfechtern von Globuli & Co. oft als wichtiges Argument vorgebracht, um sich als natürliche und unschädliche Alternative anzubieten. Da ist etwas dran, doch sind auch die Hersteller homöopathischer Arzneimittel Teil der Pharmaindustrie – und sie wollen nicht weniger Gewinn machen als z.b. Bayer, Novartis oder Pfizer. Dass konventionelle Medikamente Nebenwirkungen haben können, ist systembedingt. Da muss eine gewissenhafte Balance zwischen Nutzen und Risiko gefunden werden, was durchaus eine Herausforderung sein kann. Es ist gewiss davon auszugehen, dass Ärztinnen und Ärzte hierbei umsichtig vorgehen.

Ein anderer Aspekt des „Chemie-Arguments" wird allerdings kaum beachtet: Betablocker, Blutdrucksenker und Chemotherapeutika werden industriell produziert und bei erkrankten Menschen und Tieren angewendet. Sobald dies geschieht, gelangen sie ins Ökosystem. In unserer üblichen Sichtweise nehmen wir Arzneimittel nur als Substanzen war, die im erkrankten Organismus auf bestimmte Prozesse einwirken, um Krankheiten oder Fehlfunktionen zu überwinden. Haben sie ihre Arbeit getan, entschwinden sie meist aus unserem Bewusstsein. Wer denkt schon daran, dass der Körper seine zuvor eingenommenen Schmerzmittel mit dem Urin ausscheidet und sie so ins Abwasser gelangen. Wenn eine Beschwerde verschwindet, verschwindet nicht gleichzeitig die chemische Substanz, die mich beschwerdefrei gemacht hat. Hat sie meinen Organismus verlassen, liegt meist noch ein langer Weg durch die Natur vor ihr.

Was die Wirkung im Körper angeht, gehören Medikamente zu den am besten untersuchten Substanzen überhaupt. Was ihre Auswirkungen auf die Umwelt anbelangt, weiß man allerdings immer noch viel zu wenig. Vor einigen Jahren machte ein Fall aus Pakistan Schlagzeilen, als mehrere Millionen Greifvögel an einer Vergiftung mit dem Entzündungshemmer Diclofenac starben. Der Wirkstoff wurde Rindern verfüttert. Als Geier die Kadaver fraßen, erkrankten sie an einem durch diese Substanz ausgelösten Nierenversagen. Einige der Geierarten standen in der betroffenen Region zeitweise sogar vor dem Aussterben. Diclofenac verlässt den Körper zu ca. 70 Prozent unverändert. Allein in Deutschland liegt der Verbrauch von Diclofenac bei 85 Tonnen im Jahr. Dabei ist dieser Wirkstoff nur einer von über 150 pharmakologischen Substanzen, die in der Umwelt nachgewiesen werden. Die häufigsten sind neben Diclofenac Blutdrucksenker, Antibiotika, Betablocker, Schmerzmittel und hormonell wirksame Substanzen.[228]

Zur Umweltbelastung durch Antibiotika wurde im Mai 2019 eine Untersuchung von englischen Wissenschaftlern veröffentlicht.[229] Danach sind Flüsse in 72 Ländern auf allen Kontinenten weltweit stark mit antibiotisch wirkenden Substanzen belastet. In Bangladesch war die als unbedenklich oder sicher geltende Konzentration um das 300-Fache erhöht. In Europa war die Donau der am stärksten mit Antibiotika belastete Fluss. Die Wissenschaftler sprachen in diesem Zusammenhang von einem globalen Problem, über das man noch viel zu wenig weiß. Es stimmt, dass die Konzentration der gefundenen Einzelstoffe oft unter einer Grenze liegt, die für den Menschen gefährlich werden könnte. Aber der Mensch ist nur ein kleiner Bestandteil des gesamten Ökosystems, auf das die Arzneimittelrückstände wirken, die womöglich schädlich sind. Und genau dieses Gefahrenpotenzial auf die gesamte Umwelt ist noch weitgehend unerforscht. Homöopathie ist keine Lösung für dieses Problem. Schließlich kann man z. B. die Antibabypille nicht einfach durch Globuli ersetzen. Durch einen gezielten Einsatz von Therapien, die keine chemischen Substanzen in die Umwelt freisetzen, wäre es jedoch möglich, die Gefahr einzudämmen. Hier kann die Homöopathie als wichtigste Methode innerhalb einer alternativen und komplementären Heilkunde einen wichtigen Beitrag leisten. Und auch hier zeigt sich, dass Homöopathie ein völlig anderes Medizinkonzept darstellt und nicht in die von einem materialistisch-naturalistischen Denken beherrschte naturwissenschaftliche Medizin hineinpasst. Sie ist auch hier „ganz anders". Das sollte den Anwendern und Patienten klar bewusst sein.

Was die ökologischen Auswirkungen anbelangt, wird die Arzneitherapie innerhalb der Schulmedizin zwangsweise ein Problem bleiben. Das wird sich nur sehr schwer ändern lassen. Die Frage sei erlaubt: Wie würde sich das Problem entwickeln, würden alternative Heilverfahren wie die Homöopathie aus der Medizin verbannt?

7.
Heilen nicht auf Kosten von Versuchstieren

Für den Pharmakonzern Bayer ist ein Fortschritt in der Medizin ohne Tierversuche nicht möglich: *„Wir brauchen Tiere, um mehr über das eigene Leben zu verstehen und Menschen zu helfen"*, [230] heißt es in einer Firmenbroschüre. Das ist keine Firmenphilosophie, sondern entspricht der gängigen Sichtweise in Wissenschaft und Medizin. Auch der Gesetzgeber verlangt im Rahmen der Zulassung neuer Medikamente Tierversuche. Ohne sie geht es in der heutigen Medizin gar nicht mehr. Pharmaforschung ist nur mittels Versuchstieren möglich. Doch die Zahl der Versuchstiere sinkt erstmals seit vielen Jahren: 2017 waren es in Deutschland rund 2,8 Millionen, das sind 1,7 Prozent weniger als im Vorjahr. Das liegt vor allem an neuen Entwicklungen, die in manchen Bereichen den Einsatz von Tieren entbehrlich machen. Dennoch: Auch 2017 mussten rund 740 000 Tiere ihr Leben lassen für die Forschung, ein Großteil davon für die Medizin.[231]

Der Fortschritt in der modernen Medizin hat seinen Preis. Den zahlen zunächst einmal die Versuchstiere. Das wirft die grundsätzliche Frage auf, inwieweit menschliche Interessen Vorrang vor Interessen anderer Lebewesen haben können. Wenn der Erfolg einer Medizin unweigerlich davon abhängt, dass zum wissenschaftlichen Erkenntnisgewinn andere empfindungsfähige Lebewesen millionenfach „verbraucht" werden, dann hat sie ein genuin angelegtes ethisches Problem. Dieses kann nur im Sinne der modernen Medizin gelöst werden, wenn die Nützlichkeitserwägung für den Menschen über das Wohl und die Unversehrtheit des Tieres gestellt wird. Vor solch einem Dilemma steht die Homöopathie nicht. Während Tierversuche für die Schulmedizin unverzichtbar sind, sind sie für die Homöopathie völlig irrelevant. Auch hier funktioniert die Globuli-Medizin völlig anders als die konventionelle Medizin. Ihre Erkenntnisse gewinnt die Homöopathie phänomenologisch über das direkte Beobachten von Krankheitszeichen während einer Arzneiprüfung. Bei einer solchen nimmt ein gesunder Proband eine homöopathische Arznei ein und beobachtet genau die sich darauf zeigenden Reaktionen. Auch wenn man an Details einer solchen Art von Prüfung Zweifel anbringen kann, so zeigt sich hierin doch das zentrale holistische Denken, das der Homöopathie zugrunde liegt: Alles steht mit allem in Verbindung und kann miteinander in Resonanz treten. Es geht nicht um Stoffwirkung im materiellen Bereich, sondern um Interaktionen auf einer anderen Ebene (die es nach materialistisch-naturalistischer Weltsicht natürlich gar nicht gibt). Homöopathie steht somit für eine völlig andere Denk- und Handlungsweise, in der der Ge- bzw. Missbrauch von Tieren zum wissenschaftlichen Erkenntnisgewinn völlig absurd erscheint. Der einzige ethische Kritikpunkt, der der Homöopathie in diesem Zusammenhang gemacht werden kann, ist, dass sie in seltenen Einzelfällen (eigentlich nur bei Biene und Ameise) Tiere tötet, um daraus Heilmittel zu gewinnen. Dies zu umgehen wäre allerdings durchaus möglich, indem man Tiere verwendet, die eines natürlichen Todes gestorben sind oder (wie man es z. B. bei Schlangen macht) auf das jeweilige Gift zurückgreift.

Tierversuche sind für die betreffenden Tiere immer mit Leid und Schmerz verbunden. Anders als bei klinischen Studien an Menschen haben sie keine Wahlfreiheit und unterstehen der absoluten Macht der Wissenschaftler. Eigentlich sind sie wichtige Gebrauchsartikel, die nach erfolgreicher Anwendung entsorgt werden können. Das mag man bedauern, aber jedes Besserwerden des Kopfschmerzes nach Schlucken einer Ibuprofen hat man letztlich Versuchstieren zu verdanken. Ohne ihr Leid wäre die moderne Kopfschmerzbehandlung weit weniger einfach. Und nicht nur sie.

Was spricht dagegen, eine Methode zumindest als Alternative und Ergänzung in der Medizin zu haben, die keine Verbrauchszahlen von Versuchstieren veröffentlichen kann, weil sie gar keine verwendet?

Fazit:
Keine Angst vorm Anderssein!
Es dürfte klar geworden sein, dass der Homöopathie ein völlig anderes Denken zugrunde liegt als der herkömmlichen Medizin. Das heißt nicht, dass diese andere Art des Denkens besser oder richtiger ist als die naturwissenschaftliche. Sie ist ein anderer Ansatz, um Natur und Mensch aus einem erweiterten Blickwinkel zu betrachten und zu beurteilen. Und das soll man tun dürfen – und mit Recht tun dürfen. Mit dem Denken der Homöopathie hätten wir heute keine Bypass-Operationen bei Verschluss von Herzkranzarterien, kein Not-

fallmanagement bei Schlaganfall und keine Chemotherapie bei bestimmten Formen von kindlicher Leukämie, die diese tödliche Krankheit bis zu 90 Prozent heilen kann. Aber die Macht dieses Denkens hat auch eine Kehrseite. Gerade diese Kehrseiten werden heute immer deutlicher sichtbar.

Wer für Homöopathie eintritt, sieht die Welt etwas anders, aber er will nicht zurück ins Mittelalter. Er hat auch meist noch alle Tassen im Schrank und will kranken Menschen vor allem helfen und ihnen nicht das Geld aus der Tasche ziehen. Wer in dieser Art verallgemeinert und mit Unterstellungen arbeitet, ist kein guter Diskussionspartner. Vielmehr verrät er damit, dass er anderes im Auge hat als aufzuklären. Vielleicht steht Homöopathie ja für eine Vision oder auch Utopie, in der der Mensch nicht mehr ausbeutet, nicht mehr vergiftet, nicht mehr beherrscht und nicht mehr von einem rationalistischen Machbarkeitswahn geblendet wird, der das Heil jenseits des Lebendigen im Maschinenmenschen sucht. Homöopathie funktioniert nicht als Zwang über die Welt. Sie ist ein Ruf ins Leben mit der Hoffnung auf Antwort. Deshalb trägt sie Unwägbarkeiten in sich, wie sie allem Lebendigen innewohnen. Wer Sicherheit, Eindeutigkeit und Beweis sucht, findet sie im Lebendigen selten. Für Homöopathen besteht daher kein Grund, vor dem Ruf nach der „Globukalypse" Angst zu haben.

> Fortschritt ist die Verwirklichung von Utopien.
> OSCAR WILDE, SCHRIFTSTELLER UND DRAMATIKER[232]

26
EIN VORSCHLAG ZUR GÜTE

> Kompromisse sind unabdingbare Bestandteile jedes Zusammenlebens. Wer sie niemals eingehen will, wird, wie alle seine Vorgänger, über kurz oder lang erfahren, dass sein Standpunkt weder immer der richtige noch immer durchsetzbar ist. Er wird als Musterbeispiel des „Rechthabers" scheitern.
>
> KURT HEINZ, MALER[233]

Wer seinem Gegner den Untergang wünscht und mit allen Kräften versucht, diesen herbeizuführen, ist an einem Ausgleich oder Kompromiss natürlich nicht interessiert. Dennoch ist es durchaus möglich, dass sich bei den Homöopathiekritikern auch andere Leute als Grams, Aust und Lübbers finden, die moderatere Ansichten vertreten. Und sicher gibt es im Lager der Homöopathie auch Menschen, die in den Globuli nicht die einzig wahre und königliche Medizin sehen, die ein heiliger Nimbus umgibt, der unantastbar macht. All diese dürften durchaus daran interessiert sein, die ewige Auseinandersetzung um die Homöopathie (die fast schon zu einem Glaubenskrieg geworden ist) zu beenden und zu einer Übereinkunft zu kommen, die beide Seiten akzeptieren können. Hierzu soll zum Abschluss dieses Buches ein Vorschlag gemacht werden.

Am Anfang des Weges zu einem Kompromiss steht die Einsicht, dass auch die eigenen Ansichten Schwachpunkte enthalten und dass die andere Seite in manchen Dingen recht haben könnte. Das ist nicht das Eingestehen von Schwäche, sondern der Mut, sich der Wahrheit zu öffnen. Diesen Mut wird man von den Wortführern der „Globukalypse" ebenso wenig erwarten können wie von „Hardcore-Homöopathen". Vielleicht ist das aber auch nur ein Vorurteil, und die Beteiligten beweisen das Gegenteil. Wünschenswert wäre dies jedenfalls. Im Buch wurden schon viele relevante Fragen gestellt und beantwortet (wenn auch sicherlich nicht erschöpfend). Deshalb gleich zu den wichtigen Punkten:

1. Die Vertreter der Homöopathie sollten akzeptieren,
- dass es bis heute nicht gelungen ist, in hochwertigen und allgemein akzeptierten Studien die Wirksamkeit der Homöopathie *ohne jeden Zweifel* nachzuweisen,
- dass es rein naturwissenschaftlich gesehen völlig unplausibel ist, dass Globuli überhaupt wirksam sein können,
- dass Homöopathie nichts mit klassischer Naturheilkunde zu tun hat,
- dass es für junge Familien vernünftiger wäre, zu wissen, wie man Kindern Wadenwickel anlegt, als nur in billigen Ratgebern Halbwissen über Globuli nachzulesen und anzuwenden,
- dass vielen Menschen mehr geholfen wäre, wenn ihre Krankenkasse die Brille bezahlen würde als Homöopathie.

2. Im Gegenzug müssten aber auch die Kritiker anerkennen,
- dass eine Studienlage immer zeitgebunden ist und niemand wissen kann, wie sie sich zukünftig darstellen wird,

- dass es unmöglich ist, zu behaupten, die Wirksamkeit der Homöopathie sei wissenschaftlich eindeutig widerlegt,
- dass die Behauptung, ein Wirkungsnachweis für die Homöopathie könne niemals gefunden werden, keine wissenschaftliche Aussage ist,
- dass die Ansicht, Globuli würden nur über den Placeboeffekt wirken, vielleicht eine naheliegende Vermutung ist, für die es aber keinen klaren Beweis gibt,
- dass homöopathisch arbeitende Therapeuten durchaus rational denken können und dass ein Anwenden von Homöopathie nicht per se Betrug ist.

Gelänge es, dass sich beide Seiten zu solchen Einsichten durchringen würden, dann hätte man eine realistische Chance, den Konflikt über einen Kompromiss beizulegen. Ein solcher könnte folgende vier Eckpunkte haben:

1. Homöopathische Mittel unterliegen weiterhin dem Arzneimittelrecht und bleiben apothekenpflichtig
Begründung: Mit der Einordnung von Homöopathika steht die Herstellung und Anwendung homöopathischer Mittel weiterhin unter staatlicher Kontrolle. Das ist wichtig für den Patientenschutz. Fiele das weg, würden Globuli & Co. nicht vom Markt verschwinden, sondern z.B. in den Bereich der Nahrungsergänzungsmittel fallen, in dem viel weniger Anforderungen an die Produktion gestellt werden. In Ländern, in denen dies schon der Fall ist, gab es wiederholt Probleme mit homöopathischen Mitteln, die durch Herstellungsfehler

zu Vergiftungen geführt haben. Nach der gegenwärtigen rechtlichen Situation wäre dies in Deutschland ausgeschlossen. Die Rechtslage zu ändern, würde somit potenzielle Gefahren für die Anwender bringen. Das ist nicht im Sinne des Verbraucher- bzw. Patientenschutzes. Wer Kranke vor einer möglichen Gefahr durch unsachgemäß hergestellte Homöopathika schützen will, muss sich für die Beibehaltung der Apothekenpflicht einsetzen.

2. Homöopathie sollte von der Erstattung durch gesetzliche Krankenkassen vorerst ausgeschlossen werden

Begründung:
Bei den gesetzlichen Krankenkassen gibt es einige Leistungen, die nicht erstattungsfähig sind, z. B. Sehhilfen, bestimmte Medikamente und Untersuchungen sowie Fahrtkosten. Der Gesetzgeber hat die Möglichkeit geschaffen, dass die Kassen über sogenannte freiwillige Satzungsleistungen auch nicht verschreibungspflichtige (und somit eigentlich von der Erstattung ausgeschlossene) Medikamente, erstatten können. Das gilt auch für Homöopathika, die durch einen Arzt verschrieben werden.

Wenn einem Patienten aber z.b. für eine Brille hohe Kosten entstehen, die seine Kasse nicht übernimmt, gleichzeitig aber Globuli erstattet werden, so ist das für viele eine nicht nachvollziehbare Ungleichbehandlung. Entweder wird eine Möglichkeit geschaffen, dass für mehr Leistungen eine zusätzliche Erstattung geschaffen wird, oder die Sonderregelung für Homöopathie muss gestrichen werden.

3. Erhalt von Forschung und Lehre zur Homöopathie
Begründung:
Die Behauptung der Kritiker, über Homöopathie sei längst alles bekannt, der Erkenntnisprozess ein für alle Mal abgeschlossen und weitere Forschung hinausgeworfenes Geld ist falsch. Dazu muss man die Ergebnisse der Grundlagenforschung zur Homöopathie ebenso ignorieren wie die widersprüchliche Studienlage. Es besteht also durchaus ein Forschungsbedarf.

Damit Homöopathie seriös und sicher angewendet werden kann, ist eine fundierte Ausbildung von Ärzten und Heilpraktikern unerlässlich. Die Abschaffung von Vorlesungen, Arbeitskreisen und dem Wahlpflichtfach Homöopathie an Universitäten widerspricht der grundgesetzlich garantierten Freiheit von Forschung und Lehre. Gäbe es eine solche Ausbildungsmöglichkeit nicht mehr, würden die Patienten der Gefahr ausgesetzt, von nicht oder schlecht ausgebildeten Homöopathen behandelt zu werden. Im Sinne des Patientenschutzes muss eine solide Ausbildung garantiert werden.

4. Erklärende Hinweise auf den Etiketten homöopathischer Arzneimittel
Begründung:
Im Gegensatz zur Beliebtheit der Homöopathie ist das Wissen um die Hintergründe dieser Heilmethode bei vielen Anwendern dürftig. Der Vorwurf der Kritiker lautet ja, die Patienten würden nicht darüber aufgeklärt, dass es für die Wirkung von Globuli keinen wissenschaftlichen Nachweis gibt. In

diesem Zusammenhang erfolgt immer wieder der Vorwurf des Betrugs gegenüber homöopathisch tätigen Behandlern. Es ist ethisch geboten, kranke Menschen, die mit einer allgemein nicht anerkannten Heilmethode behandelt werden sollen, über diesen Umstand aufzuklären. Wenn sie es dennoch wollen, ist das ihre freie Entscheidung. Da aber viele homöopathische Medikamente vom Patienten selbst gekauft werden, ist es im Sinne dieser Aufklärung sinnvoll, einen entsprechenden Hinweis auf dem Etikett oder der Verpackung der betreffenden Mittel anzubringen.

Allerdings sollte dieser nicht in Form eines „Warnhinweises" geschehen, wie von den Kritikern gefordert, da solche Warnungen auf direkte Gefahren bei der Anwendung hinweisen. Diese gibt es bei homöopathischen Mitteln nicht, sonst wäre das schon arzneimittelrechtlich geregelt. Was aber notwendig wäre, ist ein Hinweis, dass es sich bei dem entsprechenden homöopathischen Medikament um ein Mittel handelt, für dessen Wirkung es keine allgemein anerkannten Belege gibt. Wenn der Patient dies weiß, hat er die freie Entscheidung, sich für oder gegen die Anwendung zu entscheiden.

Das ist die Idee eines Kompromisses, wobei von jeder Seite „Kröten zu schlucken" sind. Zu jedem Punkt können Einwände vorgebracht werden, über die diskutiert werden kann und soll. Das geht aber nicht, ohne dass man miteinander ins Gespräch kommt. Ohne die Bereitschaft zum Dialog wird es keine Verständigung geben. Das verlangt eine gewisse Offenheit der anderen Seite gegenüber. Dazu müssen das gegenseitige Misstrauen abgebaut und mögliche Feindbilder aufgegeben werden. Das dürfte allerdings schwer werden. Zu festgezurrt scheinen die Meinungen über sich und die anderen. Jedoch: Wer den Dialog verweigert, muss dies gut begründen. Triftige Gründe hierfür werden sowohl Homöopathen als auch ihre Gegner kaum vorlegen können. Die Kritiker müssten zudem bereit sein, ihre Mission „Globukalypse" aufzugeben, oder zumindest in eine Mission „kritische Homöopathieaufklärung" zu verwandeln. Das jedenfalls wäre glaubwürdig. Wer aufklären will, und gleichzeitig aggressiv am Untergang seines Gegners arbeitet, ist dies eindeutig nicht.

Wird es einen Dialog und eine Annäherung geben? Wohl kaum. Die Zeichen weisen eindeutig in eine andere Richtung. Auf dem jährlichen Skeptikertreffen, der Skepkon, wurden die Teilnehmer Ende Mai 2019 schon auf die Zukunft eingestimmt, wenn die „Globukalypse" einmal erfolgreich abgeschlossen sein wird: *„Craniosakrale Therapie und Osteopathie sind Betrug am Patienten und den Physiotherapeuten",*[234] hieß es dort. Das nächste Opfer, dieselbe Masche ...

> Wahrheit entsteht zu zweit
> – mindestens zu zweit.
> Wer den Dialog ablehnt,
> ist an der Wahrheit nicht interessiert.
>
> DIETER ELENDT, HOMÖOPATHISCHER ARZT UND IMMUNOLOGE[235]

AUSBLICK

Wenn die „Globukalypse" erfolgreich ist, wird sie wohl als Muster für andere Aktionen dienen. Über die sozialen Medien hat Natalie Grams schon zur „Heilpraktikerkalypse" aufgerufen.[236] Weitere dürften folgen. Man kann sich die Frage stellen, welche Motivation dahintersteckt. Der Homöopath und Heilpraktiker Jörg Wichmann hat da eine düstere Ahnung: Die Enteignung der Gesundheit als ideologisches Instrument:

„Es geht um den totalitären Zugriff auf den ganzen Menschen, auf seinen Lebenssinn und seine innerste Freiheit ... Übrig bleiben soll eine Maschinen-Ideologie, in welcher wir nicht mehr sind als genetisch determinierte Mechanismen, unwesentlich anders als eine komplexe künstliche Intelligenz. ... Sollte die Kampagne gegen die Homöopathie sich als Erfolgsmodell erweisen und diese Methode tatsächlich in absehbarer Zeit in mehreren relevanten Ländern verboten oder erschwert werden und faktisch unbedeutend geworden sein, so wird das nicht das Ende dieser Aktion, sondern der Auftakt dazu sein, die gleiche Masche gegenüber anderen missliebigen Alternativentwürfen in der Medizin, in der Landwirtschaft, in der Pädagogik, im Sozialen und in der Wirtschaft anzuwenden".[237]

Eine Verschwörungstheorie? Vielleicht. Jedenfalls sollten wir vorsichtig sein, wenn andere unser Denken und Handeln in eine bestimmte Richtung beeinflussen wollen. Auch das zollt von gesundem Menschenverstand.

Quellen

1. Carl Sagan: Der Drache in meiner Garage. Oder die Kunst der Wissenschaft, Unsinn zu entlarven.
2. https://www.merkur.de/lokales/weilheim/weilheim-ort29677/fall-aus-weilheim-erneuert-diskussion-um-homoeopathie-arzt-zieht-patientin-globuli-aus-ohr-7210609.html
3. https://www.rtl.de/cms/globukalypse-hno-arzt-sagt-mit-humor-homoeopathen-den-kampf-an-4158438.html
4. https://twitter.com/drluebbers/status/1133595959659827201
5. https://onkelmichael.blog/2018/08/19/globukalypse-2018/
6. https://twitter.com/Kachelmann/status/11007936090592366592
7. Eckart von Hirschhausen: Wunder wirken Wunder
8. https://twitter.com/drluebbers/status/1074388963346014209
9. https://www.youtube.com/watch?v=MAFuHDVapEs
10. https://www.dhu.de/download/Studie-Kantar-Charts-Presse-21.07.18.pdf
11. https://www.netzwerk-homoeopathie.eu/
12. https://www.natalie-grams.de/
13. http://www.beweisaufnahme-homoeopathie.de/?page_id=63
14. https://www.gwup.org/infos/nachrichten/1754-freiburger-erklaerung
15. http://twitter.com/Kachelmann/status/1106214471859691520
16. http://twitter.com/Kachelmann/status/1106528325547632642
17. http://www.beweisaufnahme-homoeopathie.de/?p=2045
18. Dr. Franz Hartmann: Therapie akuter Krankheitsformen. Nach homöopathischen Grundsätzen, Band 1, 1831
19. https://www.ruhrbarone.de/homeopathy-won/109814
20. http://www.aekh.at/medien/zitate-zur-homoeopathie/
21. https://netzwerk-homoeopathie.info/offener-brief-an-die-ministerpraesidentin-von-mecklenburg-vorpommern-zu-ihrer-schirmherrschaft-fuer-den-homoeopathischen-aerztekongress-2019/
22. https://m.facebook.com/notes/patrick-guidato/hom%C3%B6opathen-die-reichsb%C3%BCrger-des-gesundheitswesens/3322303234461965/
23. https://www.gwup.org/
24. https://netzwerk-homoeopathie.info/
25. https://blog.gwup.net/2018/09/21/swr-stellungnahme-wir-koennen-in-der-berichterstattung-ueber-homoeopathie-durchaus-besser-werden/
26. https://medwatch.de/
27. https://www.konsumentenbund.de/index/
28. https://www.psiram.com/
29. https://www.youtube.com/watch?v=Y-O-SbCzpUM
30. https://www.freewiki.eu/de/index.php?title=Willkommen_bei_FreeWiki
31. https://www.n-tv.de/mediathek/audio/Podcast-zu-Wikipedia-Die-freie-Enzyklopaedie-braucht-mehr-Kontrolle-article21056649.html
32. https://de.wikipedia.org/wiki/Informationsnetzwerk_Hom%C3%B6opathie
33. https://hpd.de/
34. https://www.giordano-bruno-stiftung.de/
35. https://hpd.de/traegerverein

36 https://www.gwup.org/ueber-uns-uebersicht/wissenschaftsrat
37 http://www.korso-deutschland.de/ueber-uns/vorstand/
38 https://www.giordano-bruno-stiftung.de/aufbau/
39 https://diehumanisten.de/
40 https://www.bundeswahlleiter.de/europawahlen/2019/ergebnisse/bund-99.html
41 https://diehumanisten.de/vision/leitbild/
42 https://www.facebook.com/parteiderhumanisten/photos/a.500236500111629/1334080616727209/?type=1&theater
43 https://diehumanisten.de/vision/leitbild/
44 https://www.facebook.com/parteiderhumanisten/photos/a.500236500111629/1360479520753985/?type=3&theater
45 https://de.wikiquote.org/wiki/Friedrich_II._(Preu%C3%9Fen)
46 https://www.goodreads.com/quotes/7176173-no-amount-of-belief-makes-something-a-fact
47 https://www.gwup.org/infos/nachrichten/1888-verstaerkung-des-gwup-teams
48 https://fowid.de/meldung/weltsicht-von-skeptikern
49 https://www.gwup.org/ueber-uns-uebersicht/gwup-geschichte
50 https://www.freewiki.eu/de/index.php?title=Skeptikerbewegung
51 HaJo Fritschi: Angst vor Globuli?
52 http://gwup-skeptiker.blogspot.com/2009/03/edgar-wunder-das-skeptiker-syndrom.html
53 http://www2.hs-fulda.de/~grams/hoppla/wordpress/?p=1260
54 http://www2.hs-fulda.de/~grams/hoppla/wordpress/?p=1249
55 http://www2.hs-fulda.de/~grams/hoppla/wordpress/?p=1298
56 http://www2.hs-fulda.de/~grams/hoppla/wordpress/?p=841
57 http://www.philolex.de/skeptizi.htm
58 Natalie Grams: Gesundheit! Ein Buch nicht ohne Nebenwirkungen
59 https://www.gwup.org/ueber-uns-uebersicht/wissenschaftsrat
60 https://www.giordano-bruno-stiftung.de/beirat/vollmer-gerhard
61 https://www.gwup.org/who-is-who/104-martin-mahner
62 https://www.giordano-bruno-stiftung.de/beirat/mahner-martin
63 http://www.philolex.de/skeptizi.htm
64 http://www2.hs-fulda.de/~grams/hoppla/wordpress/?p=1074
65 Natalie Knapp: Der unendliche Augenblick. Warum Zeiten der Unsicherheit so wertvoll sind.
66 Richard Dawkins: Das egoistische Gen
67 https://www.youtube.com/watch?v=W2sXj7xnEgM
68 Christian Schubert: Was uns krank macht – Was uns heilt: Aufbruch in eine Neue Medizin. Das Zusammenspiel von Körper, Geist und Seele besser verstehen.
69 Natalie Grams: Gesundheit! Ein Buch nicht ohne Nebenwirkungen
70 Karen Groy: Die Geschichte des wissenschaftlichen Denkens
71 Hans-Peter Dürr: Die Versöhnung von Wissenschaft und Religion. Vortrag auf dem Ökumenischen Kirchentag 2003
72 https://www.welt.de/debatte/kommentare/plus180851074/Kristina-Schroeder-CDU-Homoeopathie-ist-Mumpitz.html
73 Thomas Nagel: Geist und Kosmos, Warum die materialistische neodarwinistische Konzeption der Natur so gut wie sicher falsch ist

74 Patrick Spät: Der Mensch lebt nicht vom Hirn allein. Warum wir kein Haufen Neuronen sind - und was wir dann sind
75 https://homoeotology.com/2015/12/20/der-skeptiker-das-missverstandene-wesenoder-unsere-eltern-waren-einfach-coolerder-skeptiker/
76 https://www.facebook.com/DerGoldeneAluhut/posts/2134162116846373/
77 https://www.youtube.com/watch?v=RbjWB-dYQKQ
78 Sigrid Häse: Kosmische Kügelchen – die Wirkung
79 https://www.facebook.com/840113329488562/posts/herzlich-willkommen-im-internet-2018-dieses-produkt-des-online-shops-informierte/1182853218547903/
80 https://www.deutschlandfunk.de/empathie-wir-leben-in-zeiten-einer-gewissen-verrohung.886.de.html?dram:article_id=438657
81 https://www.netzwerk-homoeopathie.eu/standpunkte/310-frankreich-negative-stellungnahme-der-obersten-gesundheitsbehoerde-zur-homoeopathie-vorgelegt
82 https://www.aerzteblatt.de/archiv/10490/Homoeopathie-Argumente-und-Gegenargumente-Homoeopathie-verstehen
83 https://wub.hypotheses.org/782
84 Khalil Gibran: Sand und Schaum, Das Buch der Aphorismen, neu übersetzt und illustriert von Hans-Josef Fritschi
85 https://www.youtube.com/watch?v=FTtR5pNylAc&t=1923s
86 Natalie Grams: Homöopathie neu gedacht, 2. Auflage, Vorwort
87 https://www.hri-research.org/de/informationsquellen/homeopathy-faqs/there-is-no-scientific-evidence-homeopathy-works/
88 https://www.youtube.com/watch?v=MAFuHDVapEs&t=39s
89 http://www.lmhi.org/
90 https://www.karger.com/Article/Pdf/355916
91 http://www.beweisaufnahme-homoeopathie.de/?p=1576
92 https://www.frontiersin.org/articles/10.3389/fpsyt.2017.00275/full
93 https://www.thelancet.com/journals/lancet/article/PIIS0140-6736(17)32802-7/fulltext
94 https://www.freewiki.eu/de/index.php?title=Forschungen_und_Studien_zur_Hom%C3%B6opathie#Metaanalyse_Shang_et_al._.5B15.5D
95 https://www.hri-research.org/de/informationsquellen/die-homoopathie-debatte/der-australische-bericht/
96 https://hpd.de/artikel/richtige-daten-falsche-schluesse-16739?fbclid=IwAR1EDJqOsFXvO7Gp5SCTUVTb0nKMkO9Zp_LqL2fho-JJY0GELrDmVCEmc1M
97 https://www.arte.tv/de/videos/051865-000-A/angst-vor-schmerzen/
98 Eckart von Hirschhausen: Wunder wirken Wunder
99 https://www.homoeopathie-online.info/die-metaanalyse-von-matthias-egger-auf-dem-pruefstand-interview-mit-rainer-luedtke/
100 https://www.netzwerk-homoeopathie.eu/standpunkte/194-homoepathie-ist-pseudowissenschaft-nun-offiziell-in-russland-uebersetzung-des-memorandums-und-der-pressemitteilung
101 D.L. Sackett et al.: Evidence based medicine: what it is and what it isn't.
102 In: Urban Wiesing: Wer heilt, hat Recht? – Über Pragmatik und Pluralität in der Medizin
103 Natalie Grams: Gesundheit! Ein Buch nicht ohne Nebenwirkungen
104 Natalie Grams: Gesundheit! Ein Buch nicht ohne Nebenwirkungen

105 Dr. med. Thomas Kron: DGIM-Warnung: Evidenzbasierte Medizin stößt an ihre Grenzen, Ärztenachrichtendienst, 05.02.2018
106 Urban Wiesing: Wer heilt, hat Recht? – Über Pragmatik und Pluralität in der Medizin
107 Aigner/Stephens: Onkologie Basiswissen
108 https://www.reddit.com/r/de/comments/a5gsub/ama_ich_bin_dr_natalie_grams_ehemalige/
109 https://blog.gwup.net/2013/06/19/sind-homoopathie-studien-irrelevant-oder-was-bedeutet-scientabilitat/
110 https://blog.gwup.net/2012/12/23/die-homoopathie-luge-interview-mit-dr-christian-weymayr/
111 https://www.sebastian-bartoschek.de/cms/topics/scientabilitaet---eine-gegenrede.php
112 https://www.facebook.com/parteiderhumanisten/posts/1294544574014147?__xts__[0]=68
113 https://de.wikipedia.org/wiki/Medizin
114 Samuel Hahnemann: Organon der Heilkunst
115 https://www.inh-shop.de/?page_id=875
116 Urban Wiesing: Wer heilt, hat Recht? – Über Pragmatik und Pluralität in der Medizin
117 https://www.cochrane.org/de/CD009412/risperidon-fur-aggression-oder-agitation-durch-psychose-schnelle-beruhigung
118 https://de.wikipedia.org/wiki/Risperidon
119 Urban Wiesing: Wer heilt, hat Recht? – Über Pragmatik und Pluralität in der Medizin
120 Urban Wiesing: Wer heilt, hat Recht? – Über Pragmatik und Pluralität in der Medizin
121 In: Mayer/Schetsche/Schmid-Knittel/Vaitl: An den Grenzen der Erkenntnis – Handbuch der wissenschaftlichen Anomalistik
122 Natalie Grams: Gesundheit! Ein Buch nicht ohne Nebenwirkungen
123 https://www.arte.tv/de/videos/051865-000-A/angst-vor-schmerzen/
124 Friedrich Georg Jünger: Der Arzt und seine Zeit
125 https://www.netzwerk-homoeopathie.eu/standpunkte/84-homoeopathie-ist-placebo-missbrauch
126 https://www.sueddeutsche.de/gesundheit/homoeopathie-placebos-als-bessere-medizin-1.4099754
127 https://twitter.com/drluebbers/status/1125445748039008263
128 https://www.watson.de/wissen/interview/675630791-medizin-frueher-war-sie-homoeopathin-heute-kaempft-aerztin-gegen-mythos-globuli
129 Jörg Wichmann: Die andere Wirklichkeit der Homöopathie: Heilweise zwischen Alchimie, Schamanismus und Wissenschaft
130 https://de.wikiquote.org/wiki/Iwan_Sergejewitsch_Turgenew
131 https://www.hno-vahle.de/homoeopathie-in-kuerze/
132 https://www.ecso.org/skepticism-reloaded/
133 https://www.aerztezeitung.de/praxis_wirtschaft/rezepte/article/970757/umfrage-daten-patienten-wollen-homoeopathie-verordnung-mitreden.html
134 https://homoeopathie-forum.de/index.php?
135 https://zitate-aphorismen.de/zitat/wenn-du-kaempfst-gegen-was-immer/

136 https://www.abendblatt.de/vermischtes/article216328573/Aerztin-hat-wichtige-Warnung-Wegen-Globuli-Patienten-koennen-sterben.html
137 https://blog.gwup.net/2017/02/22/homoopathische-abgrunde-wenn-globuli-den-tod-bringen/
138 https://aeha-buendnis.de/webyepsystem/program/download.php?FILENAME=116Dateianhang.pdf&ORG_FILENAME=AEHA_Fakten_Homeopathic_Teething_Table ts_end.pdf
139 https://www.blick.ch/news/schweiz/zehn-tote-babys-wegen-tollkirsch-globuli-muessen-sich-schweizer-eltern-sorgen-machen-id6272023.html
140 https://www.zeit.de/wissen/gesundheit/2017-02/homoeopathie-usa-arzneimittel-fda-warnung-todesfaelle
141 https://www.chip.de/news/Schon-10-Tote-Schmeissen-Sie-homoeopathische-Gift-Pillen-sofort-weg_109503642.html
142 http://www.twipu.com/drluebbers/tweet/1105764836070313984
143 De.wikipedia.org/wiki/Nebenwirkungen
144 https://www.xn--homopathie-forschung-59b.info/populaere_irrtuemer_7/
145 https://www.netzwerk-homoeopathie.eu/faq/27-warum-sollten-wir-die-homoeopathie-innerhalb-der-medizin-verlassen
146 Natalie Grams: Gesundheit! Ein Buch nicht ohne Nebenwirkungen
147 https://www.zahnarzt-st-gallen.ch/chronische-erkrankungen/
148 https://www.ndr.de/nachrichten/niedersachsen/KKH-Studie-Immer-mehr-Schueler-sind-depressiv,depressionen110.html
149 https://www.youtube.com/watch?v=Cx7_K2Byuzo
150 https://medizin-heute.net/neue-klinische-studie-bis-zu-50-der-krebspatienten-sterben-an-der-chemo-nicht-am-krebs?fbclid=IwAR1MC-JjNf6b3jClQoDPqsZ0uN4bmTD2wtfOd974idPLQ7oEiplZlQ3Fp_A
151 https://www.bundesgesundheitsministerium.de/service/begriffe-von-a-z/m/medikamentenmissbrauch-und-abhaengigkeit.html
152 https://www.cochrane.de/de/news/antibiotika-resistenz-%E2%80%93-ein-grund-zu-besorgnis-f%C3%BCr-uns-alle
153 https://www.aerzteblatt.de/archiv/198237/Arzneimittelrueckstaende-im-Wasser-Vermeidung-und-Elimination
154 https://www.pharmazeutische-zeitung.de/die-neuen-anwendungen-koennen-alles/
155 Natalie Grams: Homöopathie neu gedacht – Was Patienten wirklich hilft
156 Samuel Hahnemann: Organon der Heilkunst
157 https://www.physioklin.de/fileadmin/user_upload/physioCAVE/Homoeopathie/Marburger-Erkl%C3%A4rung-Hom%C3%B6opathie-1992.pdf
158 https://www.gwup.org/images/stories/pdf/Freiburger_Erklaerung.pdf
159 https://onkelmichael.blog/2019/03/07/die-zeugen-samuels/
160 https://www.hirschhausen.com/engagement/gute-fragen.php
161 https://www.reddit.com/r/de/comments/a5gsub/ama_ich_bin_dr_natalie_grams_ehemalige/
162 https://twitter.com/PostelGert/status/1104347655973552128
163 https://twitter.com/Kachelmann/status/1105573949356867584
164 https://twitter.com/Kachelmann/status/1105933604872433667
165 http://www2.hs-fulda.de/~grams/hoppla/wordpress/?p=751
166 https://science.apa.at/dossier/Fakten_zu_den_Akten/SCI_20170126_SCI7159434 4034097210

167 https://www.youtube.com/watch?v=EObCutc9aJU
168 Bernd Harder: Verschwörungstheorien, Ursachen – Gefahren – Strategien
169 https://twitter.com/Kachelmann/status/1106489132711399425
170 https://twitter.com/Kachelmann/status/1107240866215874560
171 Hubert Schleichert: Wie man mit Fundamentalisten diskutiert, ohne den Verstand zu verlieren – Anleitung zum subversiven Denken
172 https://www.rubikon.news/artikel/geliebte-hassobjekte
173 Ansgar Schneider: Stigmatisierung statt Aufklärung
174 https://twitter.com/Kachelmann/status/1102469979730046976
175 Zitiert in: HaJo Fritschi: Angst vor Globuli?
176 https://www.bpb.de/nachschlagen/lexika/pocket-politik/16391/demokratie
177 https://www.thieme-connect.de/products/ejournals/pdf/10.1055/a-0758-9471.pdf?update=true
178 http://www.artikel5.de/
179 https://de.wikiquote.org/wiki/Diskussion:Andr%C3%A9_Gide
180 Max Born: Physik im Wandel meiner Zeit
181 http://die-erde-ist-keine-scheibe.de/2017/06/21/wir-sehen-ein-phaenomen/
182 https://www.heise.de/tp/features/Von-den-Vorteilen-der-intellektuellen-Demut-4358540.html
183 https://www.rubikon.news/artikel/die-maschinen-gefuhle
184 Zitiert in: HaJo Fritschi: Angst vor Globuli?
185 https://www.welt.de/regionales/mecklenburg-vorpommern/article193246811/Kritik-an-Schwesig-wegen-Homoeopathie-Schirmherrschaft.html
186 https://www.reddit.com/r/de/comments/a5gsub/ama_ich_bin_dr_natalie_grams_ehemalige/
187 https://www.reddit.com/r/de/comments/a5gsub/ama_ich_bin_dr_natalie_grams_ehemalige/
188 https://twitter.com/JeanneTurczynsk/status/1133308969898921984
189 https://www.br.de/radio/bayern2/sendungen/iq-wissenschaft-und-forschung/homoeopathie-kuegelchen-placebo-100.html
190 https://blog.psiram.com/2018/12/zur-neutralisierung-fundierter-kritik-durch-falsche-journalistische-ausgewogenheit-beispiel-homoeopathie/
191 http://www.artikel5.de/
192 http://twitter.com/rainerdammann/status/1111680829758017541
193 https://www.deutschlandfunk.de/unwort-des-jahres-die-luegenpresse-gewinnt.2852.de.html?dram:article_id=308540
194 https://www.spiegel.de/netzwelt/web/verantwortung-des-journalismus-schluss-mit-business-as-usual-a-1248317.html
195 http://www.beweisaufnahme-homoeopathie.de/?p=5159
196 https://www.netzwerk-homoeopathie.eu/faq/28-warum-wirkt-homoeopathie-nicht
197 Jochen Bittner: Fahnen runter! Die Zeit, 16/2019
198 Josef M. Schmidt: Die Köthener Sommerkurse Homöopathiegeschichte 1-10 (2006-2015)
199 http://p29697.ngcobalt122.manitu.net/der-supergau-der-homoeopathie-frau-grams-ist-geistheilern-aufgesessen/
200 http://www.xn--homopedia-

201 27a.eu/index.php/Artikel:Varianten_der_Hom%C3%B6opathie
http://www.rolandmethner.ch/pdf/Zur%20Kritik%20der%20Hom.pdf
202 https://zitate-aphorismen.de/zitat/wer-grosses-versucht-ist-bewundernswert-auch/
203 Streit in hohen Dosen. Vier Meinungen zur Homöopathie, Zeitschrift „Naturheilpraxis" 09/2016
204 https://derstandard.at/2000092345586/Homoeopathie-Polarisierende-Potenzen
205 https://alumni-club.meduniwien.ac.at/de/aktuell/termine/article?entry=512
206 https://www.bph-online.de/homoeopathie-am-haunerschen-kinderspital/
207 https://blog.gwup.net/2019/04/07/bundeskongress-gruene-jugend-gegen-homoeopathie-auf-kassenkosten/
208 http://www.gesellschaftnaturheilkunde.de/files/offener_brief_spiegel_dob_ami.pdf
209 https://xn--homopathie-natrlich-s6b1l.de/
210 http://homoeopathiewatchblog.de/
211 https://twitter.com/NatalieGrams/status/1135431905808195584
212 https://www.youtube.com/watch?v=kJMUxI7Irgw&feature=youtu.be&t=5666
213 https://www.sueddeutsche.de/wissen/homoeopathie-privilegien-fuer-hokuspokus-1.2787077?reduced=true
214 Manuel J. Hartung: Streiten bildet, DIE ZEIT Nr. 17/2019
215 Martin Walser: Spätdienst: Bekenntnis und Stimmung
216 https://www.deutschlandfunk.de/der-schweizer-pfarrer-und-poet-kurt-marti-den-himmel-auf.886.de.html?dram:article_id=387443
217 Gottfried Benn: Verlorenes Ich
218 Erich Fromm: Vom Haben zum Sein. Wege und Irrwege der Selbstentfaltung
219 https://www.bk-luebeck.eu/zitate-humboldt.html
220 https://www.rubikon.news/artikel/aus-liebe-zum-leben/
221 https://www.skepkon.org/skeptical
222 https://de.wikipedia.org/wiki/Apokalyptische_Reiter
223 https://twitter.com/Fotograf_Lauer/status/1125687342080118726
224 https://www.deutschlandfunk.de/ueber-glauben-und-wissen-irrwege-und-irrsinn.740.de.html?dram:article_id=445961
225 https://www.apotheke-adhoc.de/nachrichten/detail/politik/arzneimittelausgaben-erstmals-ueber-40-milliarden-euro-gkv-bilanz-2018/
226 https://www.aerzteblatt.de/nachrichten/99043/Stationaere-Krankenhauskosten-steigen-auf-91-3-Milliarden-Euro
227 https://www.spektrum.de/kolumne/das-danach-aber-nicht-deswegen-und-selbstheilungspiraterie/1638492?fbclid=IwAR1dMHwHwi8eZX3hzY6nT-TadmZTR5H862ujZPZ0tgBV2r6euEOoRb12jIY
228 https://www.umweltbundesamt.de/daten/chemikalien/chemikalienwirkungen#textpart-3
229 https://www.heise.de/tp/features/Weltweite-Antibiotika-Belastung-von-Fluessen-4433628.html
230 https://www.gesundheit.bayer.de/html/pdf/Punktbroschuere-Tierversuche.pdf
231 https://www.br.de/themen/wissen/forschung-tierversuche-versuchstiere-labore-100.html
232 https://www.aphorismen.de/zitat/2359

233 https://www.aphorismen.de/zitat/217500
234 https://twitter.com/kinderdok/status/1134120000585904134
235 Dieter Elendt: Sagen, was ist: Versuch eines Laien zum gegenwärtigen Journalismus
236 https://twitter.com/NatalieGrams/status/1123146258733047808
237 https://www.rubikon.news/artikel/die-enteignung-des-korpers
Zitat Coverrückseite: https://www.reddit.com/r/de/comments/a5gsub/ama_ich_bin_dr_natalie_grams_ehemalige/

Alle Internetlinks wurden zuletzt abgerufen zwischen dem 20.05. und 02.06.2019

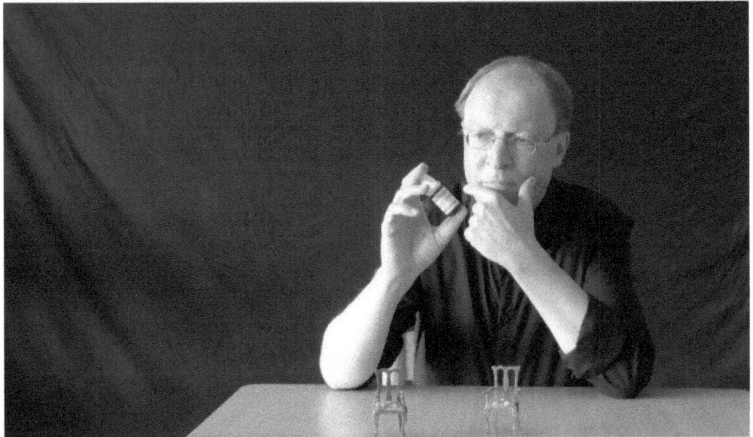

HaJo Fritschi (Jahrgang 1958) ist Heilpraktiker und Autor. Obwohl selbst nicht Homöopath, befasst er sich seit den 1990er Jahren mit der Kritik an der Homöopathie und setzt sich dafür ein, die Argumente, die für und gegen Homöopathie sprechen, offen und konstruktiv zu diskutieren.

Weitere Bücher zum Thema:

- HaJo Fritschi: **Angst vor Globuli?** Dann lesen Sie dieses Buch, bevor Homöopathie Sie umbringt! – Eine Satire – BoD, 152 Seiten, € 15,00 (E-Book € 9,99)
- HaJo Fritschi: **Warum mag Meister Eckart keine Globuli?** Fragen an einen weisen Arzt – Eine nachdenkliche Geschichte – BoD, 72 Seiten, € 7,50 (E-Book € 4,99)

YouTube-Kanal des Autors:

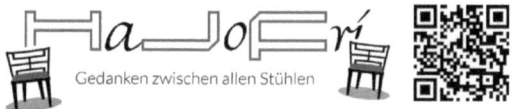

Empfehlung:

FreeWiki
Eine andere Perspektive

Materialistische Fundamentalisten manipulieren die Wikipedia. Wir schaffen eine Alternative:

FreeWiki *nimmt einen umfassenderen Standpunkt ein und öffnet die Perspektive auch für ganzheitliche Weltsichten.*

FreeWiki *(www.freewiki.eu/) wird eine Sammlung unseres Wissens über die Welt, uns selbst und unser Zusammenleben – umfassend, vielfältig, ganzheitlich, emanzipativ und kritisch.*

FreeWiki *ist die Chance, unser Wissen, das woanders nicht gut vertreten ist, darzustellen und eine Plattform zu schaffen, um unsere gesammelten Informationen und Erkenntnisse einfach und dauerhaft zugänglich zu machen.*

Schaut mal rein und vor allem: Macht mit! **www.FreeWiki.eu**